宝宝脾胃健体质好

孙海舒　王允谦——著

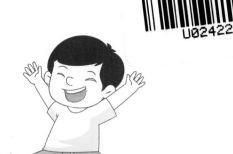

U0242219

中国轻工业出版社

图书在版编目（CIP）数据

宝宝脾胃健体质好/孙海舒，王允谦著.—北京：
中国轻工业出版社，2022.6
ISBN 978-7-5184-3877-8

Ⅰ.①宝… Ⅱ.①孙… ②王… Ⅲ.①小儿疾病—脾
胃病—中医治疗法 Ⅳ.①R256.3

中国版本图书馆CIP数据核字（2022）第021858号

责任编辑：关 冲 付 佳

策划编辑：关 冲 付 佳 责任终审：劳国强 封面设计：锋尚设计
版式设计：上品励合 责任校对：宋绿叶 责任监印：张京华

出版发行：中国轻工业出版社（北京东长安街6号，邮编：100740）
印 刷：艺堂印刷（天津）有限公司
经 销：各地新华书店
版 次：2022年6月第1版第1次印刷
开 本：710×1000 1/16 印张：13.5
字 数：220千字
书 号：ISBN 978-7-5184-3877-8 定价：49.80元
邮购电话：010-65241695
发行电话：010-85119835 传真：85113293
网 址：http://www.chlip.com.cn
Email:club@chlip.com.cn
如发现图书残缺请与我社邮购联系调换
201250S2X101ZBW

序 言

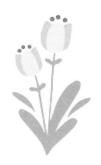

海舒医生对您说

你的孩子，第一口辅食吃的是什么？

你的孩子，是否不愿意吃饭？

孩子有没有经常腹泻或者便秘？

如何根据孩子的体质，确定适合他的辅食？

孩子生病了，除了医院的治疗，如何在家中护理？

每个小生命，来到世界，都宛如一轮初升的太阳，除了父母禀赋之外，还会有许多差异有的孩子乐观开朗，有的孩子虚怯懦弱，有的孩子刚强暴躁……如何驱散育儿路上的阴霾，让孩子赢在健康的起跑线上？

其实，成年之后的疾病，很多来自幼儿时期没有养成好的习惯。比如孩子经常腹泻，脾胃不和，不仅影响面色和状态，还影响生长发育；经常便秘的孩子，成年之后非常容易形成习惯性便秘。而这些情况都可以通过起居的调整、食材的寒热搭配以及穴位的推拿揉按来改善。

很多家长都很忙，育儿的时间也不长。愿，你从《宝宝脾胃健体质好》一书开始，对你的大宝、二宝、三宝……有更科学的呵护与关爱。

目 录

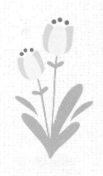

第一章　养小儿从脾胃入手，脾胃好体质棒 / 1

小儿爱生病、瘦弱、不长个，根源在脾胃 / 2

脾胃是小儿健康成长的根基 / 2

脾胃和，五脏安，体质棒 / 3

小儿脾胃失调易引发的 5 种证型 / 8

脾气虚弱——不爱活动，汗多，食欲差 / 8

心火亢盛——爱着急，脾气大，总上火 / 10

脾虚湿热——肚子胀痛，厌食，舌苔黄腻 / 12

脾胃积滞——肚子胀，不消化，大便酸臭 / 14

脾虚湿滞——口干口臭，喜欢冷饮，大便黏腻 / 16

四季养脾胃，让小儿的体质真正强壮起来 / 18

春季疏肝，健脾胃 / 18

夏季养心，醒脾胃 / 28

秋季润肺，温脾胃 / 41

冬季固肾，补脾胃 / 54

第二章　脾胃伤了，体质差，则百病生 / 67

脾胃功能不良，呼吸道就容易反复感染 / 68

小儿发生呼吸道感染的诱因 / 68

为何要积极治疗上呼吸道反复感染 / 69

上呼吸道感染的常见类型 / 69

中医方案 / 70

脾虚失健、肺卫不固是咳嗽的根源 / 72

如何区分风寒咳嗽、风热咳嗽、内伤咳嗽 / 73

咳嗽不可滥用药，找出病因是关键 / 74

中医方案 / 75

小儿厌食，脾胃虚弱是主因 / 79

认识厌食 / 79

家庭常备中成药 / 80

对于厌食的小儿，培养习惯很关键 / 80

中医方案：耳穴，推拿，穴位按摩 / 81

小儿挑食、偏食，可能是脾胃功能出了问题 / 84

功能性腹胀，调理脾胃保安康 / 85

辨认腹胀 / 85

中医方案 / 85

便秘，多是脾虚、胃肠积热导致的 / 88

什么体质容易便秘 / 88

便秘的诊断标准 / 89

中医方案 / 90

泄泻，多是脾胃运化功能失调了 / 94

腹泻类型辨别 / 94

什么体质容易腹泻 / 95

中医方案 / 95

脾虚的小儿最容易长胖 / 99

什么体质容易肥胖 / 99

辨别肥胖类型 / 100

中医方案 / 100

出汗多，可能是脾胃气虚或脾胃积热 / 102

出汗类型辨别 / 102

中医方案 / 103

治疗湿疹，在用药的同时更要顾护好脾胃 / 104

湿疹的病因和临床表现 / 104

根据湿疹类型对症防治 / 105

根据体质进行饮食调养 / 106

遗尿，与脾、肺、肾都有关系 / 107

遗尿的危害 / 107

遗尿的体质与分型 / 107

中医方案 / 108

疰夏，脾胃虚弱和脾虚湿滞的小儿最常见 / 110

辨证要点 / 110

证候与体质分类 / 110

中医方案 / 111

腹痛需辨证治疗，调理好脾胃是基础 / 113

判断病因 / 113

中医方案 / 115

患过敏性鼻炎的小儿，多是脾肺气虚体质 / 117

过敏性鼻炎的症状全貌 / 117

过敏性鼻炎的分类 / 118

中医方案 / 119

小儿腺样体肥大，根源可能是肺脾肾不足 / 122

认识腺样体 / 122

确实令人焦虑的症状 / 122

找到原因 / 122

中医方案 / 123

其他常见小儿皮肤病，养好脾胃促康复 / 125

痱子 / 125

脓疱疮 / 126

丘疹性荨麻疹 / 127

水痘 / 128

 第三章 药食同源，顾护脾胃，助力小儿体质 / 129

藕粉，小儿的天然食材——小娃撑小艇，偷采白莲回 / 130

藕粉 / 130

此红豆非彼红豆——玲珑骰子安红豆，入骨相思知不知 / 131

红豆红枣粥 / 131

山药助益小儿成长——谁种山中玉,修圆故自匀 / 132

山药薏米神曲糯米粥 / 132

珠玉二宝粥 / 133

山药粥 / 133

红枣健脾,不可多食——甜出诸饧上,香居百果前 / 134

枣泥山药糕 / 134

润肺家中宝,妙用梨来调——庭前八月梨枣熟,一日能上树千回 / 135

贝母蒸梨 / 135

花椒蒸梨 / 136

核桃仁蒸雪梨 / 137

烤梨 / 137

地下雪梨(荸荠)的妙用——凫茈小甀炊,丹柿青篾络 / 138

马蹄糕 / 138

荸荠爆炒兔肉 / 139

荸荠猪肉丸子 / 139

家常鱼饼 / 140

吃柿子的正确打开方式——柿叶红如染,横陈几席间 / 141

蒸柿饼 / 141

柿梨汤 / 141

核桃仁益智——山农称作摇钱树,金果飘香在五湖 / 142

蒸核桃仁 / 142

小儿初识芝麻好——淮乡久住已成俗,客至亦复研芝麻 / 143

黑芝麻馒头 / 143

清暑益气,乌梅有功—— 一盏寒浆驱暑热,令人长忆信远斋 / 144

酸梅汤 / 144

山楂小食功效大——翁夸酒重碧，孙爱果初红 / 145

自制果丹皮 / 145

山楂糕 / 146

茯苓山楂饼干 / 146

妈妈味道的桑葚——情怀已酿深深紫，未品酸甜尽可知 / 147

桑葚芝麻蜂蜜膏 / 147

桑葚牛奶汁 / 148

荷叶，不做小胖墩的秘籍——接天莲叶无穷碧，映日荷花别样红 / 149

荷叶粥 / 149

荷叶莲藕粥 / 150

三鲜饮 / 150

小儿遗尿，莲有妙计——低头弄莲子，莲子清如水 / 151

莲子茯苓糕 / 151

莲子粥 / 152

莲子山药糕 / 152

调中益脾气，令人好颜色——樱桃落尽春将困，秋千架下归时 / 153

樱桃酱 / 153

荔枝味甘，适可而止——世间珍果更无加，玉雪肌肤罩绛纱 / 154

荔枝炒虾仁 / 154

聪明小儿必备的松子——石泉淙淙若风雨，桂花松子常满地 / 155

彩色虾仁 / 155

药食两用，榧子莫属——祝君如此果，德膏以自泽 / 156

生津清暑佳物——荷丝傍绕腕，菱角远牵衣 / 157

菱角粥 / 157

菱角绿豆糕 / 158

食不厌精，粗粮要有——又见春风摇燕麦，看花君子待新晴 / 159

细粮营养与优势 / 159
粗细搭配，营养加倍 / 160

第四章　**呵护脾胃，改善体质的益儿食单 / 163**

粥品食用得当，养护小儿脾胃 / 164

先说说煮粥的要领 / 165
白粥类：滋养脾胃之气 / 167
药食同源粥类：对症调理小儿体质 / 169
药粥类：改善脾胃功能促消化 / 175

好吃又健脾的糕点不妨做来试试 / 177

八珍糕 / 177
茯苓糕 / 178

花馔：鲜花入菜，唇齿留香也能养脾胃 / 179

第五章　**强健脾胃不生病的小儿中医保健法 / 181**

眼保健法——保护视力，调和眼部气血 / 182

处方 / 182
手法 / 182

耳保健法——调节肾气，强身健体 / 185

处方 / 185

手法 / 185

鼻保健法——促进局部血液循环防外感 / 187

处方 / 187

手法 / 187

健脾胃法——增强脾胃功能促成长 / 189

处方 / 189

手法 / 189

脐保健法——调理脾、胃、肠功能 / 191

处方 / 191

手法 / 191

第六章　**香囊报喜，脾胃健运，小儿安康 / 193**

什么是香佩疗法 / 194

戴个香草袋，不怕五虫害——香囊应用与制作 / 195

脾气虚弱香囊常用中药 / 195

小儿带香囊，防常见疾病 / 197

反复呼吸道感染 / 197

丘疹性荨麻疹 / 197

消化不良 / 198

脾虚腹泻 / 198

索 引　中医关键词 / 199

小儿为"纯阳之体"的三层意思 / 199

小儿不生病的秘密：正气与邪气的较量 / 200

气，其实是一种能力 / 200

先天之本 + 后天之本 = 好体质 / 200

中医学里的"五观" / 201

第一章

养小儿从脾胃入手，脾胃好体质棒

中医认为，脾胃为后天之本，四季脾旺不受邪。脾胃功能旺盛，贯穿四季，身体就会健康一年。可以说，脾胃直接决定人体的健康走向，对小儿来说更是如此。孩子处于快速生长发育阶段，需要充足的水谷精微（营养物质），而脾胃就是滋养小儿身体不断运行的"后天之本"。养好脾胃，就能为身体提供充足的能量，培养好体质，抵御外邪，少生病、不生病。

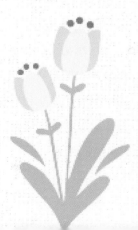

小儿爱生病、瘦弱、不长个，根源在脾胃

门诊经常会看到有些小儿面黄肌瘦，不爱长个，还总爱生病。家长认为孩子吃得也挺多，但就是体质差，为什么呢？因为小儿脾胃虚弱，小儿成长需要的营养物质主要来自脾胃运化，胃主受纳，脾主运化。只有吃进食物，并经过消化吸收，使食物变成人体所需要的能量，才能使小儿正常发育，面色红润有光泽。一旦脾胃虚弱，运化迟钝，长期得不到改善，小儿就会出现面黄肌瘦、体质差的状态。如果不及时调整，会影响今后的健康。

脾胃是小儿健康成长的根基

脾胃作为后天之本，对维持身体健康的重要性不言而喻。对正处于生长发育阶段的小儿来说，脾胃是否强健尤为重要，这与它们的生理功能是分不开的。

《黄帝内经·素问·灵兰秘典论》中说："脾胃者，仓廪之官，五味出焉。"仓廪就是指存储粮食的地方，也就是把脾胃比喻成管理粮仓的官。为什么呢？因为胃可以受纳我们吃下去的饮食水谷，并进一步将其腐熟，化生精微。然后胃把其中的水谷精微分离出来给脾，再把其余的部分输送到小肠。小肠进行清浊的分辨工作，再次把五谷精微和津液上输给脾，剩下的残渣运送给大肠。而脾呢，负责把从胃肠吸收来的水谷精微物质转运至人体的各个组织器官、四肢百骸，为人体提供能量，这就是脾的作用。说得通俗点，胃像是一个粮仓，而脾是运输公司，它们相互依赖、相互制约，共同完成食物的消化吸收，维持生命活动。

脾胃有问题，不但影响食欲、睡眠、情绪，时间长了，还会引起器质性疾病。所以，把脾胃养好了，才能为孩子的健康成长打下根基。

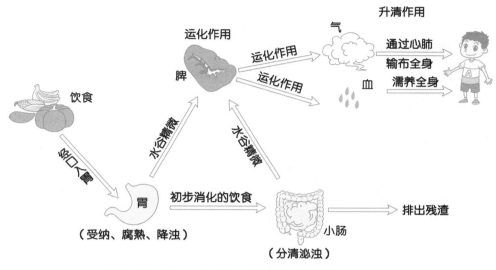

脾胃一运一纳、一升一降，共同完成食物的消化吸收过程

脾胃和，五脏安，体质棒

　　《脾胃论》中说："治脾胃即可以安五脏。"意思是说如果调养好脾胃，使脾胃的运化功能保持健旺，就会使五脏得到充足的气血濡养，体质强壮，抗病能力自然就强了。那么，脾胃和肺、心、肾、肝四脏都有什么关系呢？五脏功能和谐的孩子，会有什么样的体质特征呢？

脾胃与五脏的关系

脾与肺的关系

　　脾和肺的关系，主要表现在"气"和"水"之间的关系。脾脏运化营养物质滋养肺脏，使肺脏保持良好的呼吸功能与状态，所以，肺气的盛衰取决于脾胃的强弱；而肺脏帮助脾脏排除水湿。当二者"不融洽"时，孩子就会出现过敏性鼻炎、过敏性哮喘、感冒反复发作等症状，常伴有食欲差、懒得活动等症状。

脾与肾的关系

脾是帮助孩子茁壮成长的"后天之本"，肾脏则藏有来自家族的"遗传密码"，它们相互促进，可以帮助孩子长高、成熟、智慧。由于二者都是很重要的脏腑，如果不能"互相帮助"，就可能出现很严重的健康问题，甚至影响孩子发育因此必须及时就医，在医生指导下应用食疗与药膳进行调理，促进康复。

脾与心的关系

中医认为，脾主生血，血及其功能由水谷运化而来；心主血，推动血的运行。脾化生血液后，血液的运行需要靠心脏推动，如果脾胃不足，非常容易造成气血生化乏源，从而影响到心脏对气血的运行能力。

脾与肝的关系

中医认为，肝脏负责疏泄功能，喜欢处于调达状态，这样才能使人体气机通畅，不会停滞。如果肝脏功能有异常，迁曲不伸，会直接影响脾脏的功能，导致脾虚；脾脏自身功能不足，则会受到肝脏的强行影响，出现运化失常。

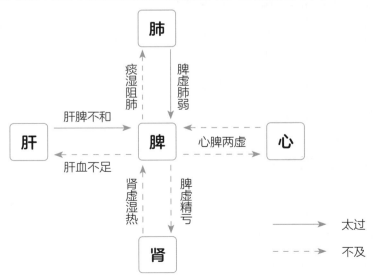

脾胃平和的孩子，体质最棒

脾胃平和，五脏才能相辅相成，才能让孩子保持健康状态，拥有平和的好体质。宋代医学家陈文中说："面红如桃花色，大粪黄稠，小便清澈，手足和暖，其子易养，不宜服药。"面如桃花一词，虽然是一种文学修辞手法，不过对健康外表的定义还是十分准确的。孩子一定要有鲜活的、白里透粉或者黑里透红的面色，大小便的形状与量是稠厚微黄的，手足也要温暖。这样的孩子才是健康的，体质才是棒的。

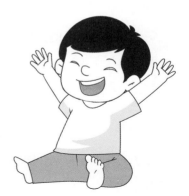

辨别特点

家长们应该很想知道，自家孩子是否属于脾胃平和的类型。下面几条判定标准可供大家参考：

· 形体：精力充沛，活泼好动，声音洪亮，脾气和顺，睡眠安静。

· 毛发：润泽。

· 面色：皮肤柔嫩，面色红润有光泽。

· 出汗：无盗汗，无自汗。

· 饮食：不吐乳，饮食适度，自知饥饱。如果到了添加辅食的时候，规律地添加辅食，不生病或者仅表现轻微不适，不影响日常活动。

· 二便：大便每天1~3次，成形，不干燥，呈谷黄色。小便清亮不浑浊。二便均无异味。如果是未满月，大便一日若干次，比较稀；偶尔出现绿色大便，如果没有其他不适，不做疾病处理。

· 适应能力：耐受寒热，不会因温度的轻微变化或者是自然天气突然变化而出现感冒等不适。

· 家长应对措施：继续保持现有的做法，孩子以实际行动证明你的做法是对的，同时适寒温，头要凉，心要凉，足要暖，背要暖，脾胃要暖。

起居养护

每个出生的小天使，我们都希望他脾胃平和，如果你家的孩子符合上述判定，那么要恭喜了，孩子已经有了一个健康的好基础，接下来养护的重点工作就是保持了。那么家长要怎样做呢？

从孕期开始为孩子的健康打基础

孩子的养护，从胎儿时期就开始了，甚至可以早到备孕的时候，与"备孕"爸妈的身体状态、工作环境等均有关联。比如孕妇深居简出，辛、酸、咸、辣无所不食，随意坐卧，不运动，慵懒无作为，孩子在母体就已经"胎受软弱"。如果出生后依然养在深宅大院，没有适度的户外活动，藏在帷帐之内，好像一棵永远囿于树荫里的草木，又怎么会健康呢？

中医强调，无论是筋骨、肌肉、五脏六腑的生成，还是脏腑、经脉的联系，胎儿与母体都是息息相关的。孕妈妈的饮食起居不调，外感风寒，内有七情六欲失调，都可能导致胎儿出生之后发生健康问题。比如惊风抽搐，发生于初生月内，病因很可能是孕妈妈调摄失常，或者饮酒，或者纵欲，或者愤怒、意外跌倒受到惊吓，孕妈妈的感受都会传递给胎儿；有的孩子出现胎寒，是因为胎儿在母体内时，孕妈妈喜欢油腻生冷，或产前外感风寒暑湿所致；有的宝宝出现胎热，则多是胎儿在母体内时，孕妈妈受到惊恐，或是过食辛辣、煎炸食品所致。

因此，在孩子养护中，一定要非常重视孕妈妈的生活起居调养，做到饮食规律，营养均衡；运动适当，切忌过劳；适时增减衣物，避免感染疾病；重视情绪调节，免受七情所伤。

提供优质的"喂养环境"

什么是喂养环境？就是父母、家人给孩子营造的食材、食谱、就餐环境等。吃热、吃软、吃少，则不易生病；如果吃冷、吃硬、吃多，就容易生病。"冷"不仅包括吃冷饭冷菜，还包括食材本身的寒凉之性，比如柚子等凉性水果。用药也须谨慎，尤其是3岁以内的孩子，应遵医嘱用药。

因地施养，顺时呵护

　　孩子出生后，生机旺盛，发育迅速，对水谷精微等营养物质需求较多，而孩子生长发育所需的精微物质，全仰仗于脾胃源源不断地运化水谷，化生精微以补充滋养。但是孩子脏腑娇嫩，气血未定，肠胃脆弱，"成而未全"，也就是说五脏六腑虽然成形，但功能尚不完全；全而未壮，随着时间推移，整个运化体系发育逐渐完善，但是功能健全的过程也是渐进的，这在一定程度上限制了精微的化生和吸收，导致运化无力，脾胃所生谷气不足，就会出现相应的营养物质缺乏。

　　这就要求家长在生活起居上要格外注意，按照因地施养、顺时呵护的方法，科学地照料孩子。由于南北喂养习惯有差异，掌握基本原则即可：由少到多，由软到硬，由熟到生，由细到粗。

　　·调护：春天不怕冻，夏天不贪凉，秋天不乘凉，冬天不贪热。

　　·调摄：四时欲得孩子安，常要三分饥与寒。

　　·抚育：生命之初，要顺应孩子的天性，随着孩子的成长，渐长渐塑其性格，耐心抚育，达到形神兼备的目的。

　　·教养：家长一定要从小教导孩子忌违背正道，忌性格残暴，忌肆意放纵，忌淘气、胡闹、不礼貌。这既是做人之道，也是保健之道。

节气养护

　　中国人通过观察太阳周年运动，将一年中的时令、气候、物候以及对人体的影响等变化规律，归纳为"二十四节气"，是祖先逐步总结形成的知识体系实践。对于脾胃平和的孩子，家长应注意让其适应季节变化，规律作息，保持平和状态。

小儿脾胃失调
易引发的 5 种证型

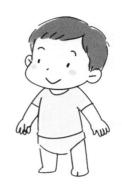

脾胃平和的孩子会拥有平和的体质，那脾胃失调的孩子呢？体质必然会有所偏颇。我们一起来学习孩子脾胃失调都会导致哪些证型，并且帮助孩子做好日常养护，无论偏于哪种证型，只要调理得当，都将拥有一个健康的童年。

脾气虚弱——不爱活动，汗多，食欲差

脾气虚弱，常见的原因有二，一个是来自家族的特点，另一个是后天喂养不当，孩子的脾胃始终处于积滞状态而不能得以修复。这个阶段持续的时间一般较短，如果没有及时治疗，往往会被其他伴随症状所掩盖，比如过敏性鼻炎、哮喘等，家长以及西医的目光都集中在治疗流鼻涕和哮喘上，而忽视了孩子的体质。如果不能抓住疾病的本质，最直接的后果就是鼻炎和哮喘等症状反复发作，孩子始终处于弱不禁风的状态。

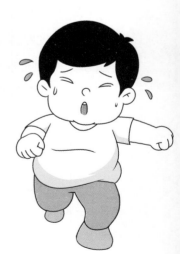

辨别特点

·形体：说话声音低微，胆怯，不爱活动，身体瘦小或虚胖。

·毛发：正常，或者稀少，或者微黄，少光泽。

·面色：面色苍白或萎黄。

·出汗：自汗乏力，出汗多，活动后加重。

·饮食：食欲差，食量少。

·二便：大便稀软不成形，或夹有不消化的食物残渣，一天至少2~3次，甚至更多。

·适应能力：外界突然的寒、热变化，室内温度的变化，常会导致孩子发生感冒、泄泻等疾病。

·家长应对措施：这个阶段，多数孩子并没有就医，建议及时就医，获得专业指导。

在这个时候，很多家长常常措手不及，自认为已经很认真地喂养孩子，怎么就脾虚了？脾虚是不是可以好好补一补，吃些补品，鹿茸、燕窝、阿胶、人参？千万不要，孩子的脾虚不需要服用如此湿热的成人补品，而是应该做好日常养护，健运脾胃。

起居养护

古代医学家说：凡物各有先天，如人各有资禀。起居养护，一般指的是我们规律的生活，这里的规律，指的是健康、有序地生活。

脾气虚弱可以由胃肠功能不良引起，反过来又会加重胃肠功能不良，比如孩子便秘，多数情况下是由于餐饮不规律，或者是没有养成排便习惯造成的。便秘的居家调养方，后文已做详细论述，此处不再赘述。

节气养护

孩子脾气虚弱，节气养护的重点是防寒，以及健运脾胃。平均每个节气约15天，我们要坚持的良好习惯，并不仅仅限于节气的第一天，而是要贯穿整个节气。有的孩子会在节气更替的时候，尤其是冷热明显的季节，出现贪睡、腹泻等症状，一般不会有发热，持续时间也不会超过3天，但是务必注意鉴别，如果家长不能辨别，请及时就医。

心火亢盛——爱着急，脾气大，总上火

明代著名医学家万全在《幼科发挥·心所生病》中说："心属火恶热，心热则烦。"意思是说，心在五行中属火，最怕热，心一有火，情绪就容易烦躁不安。而小儿的生理病理特点之一就是表现为"心常有余"，"有余"是指心气过于旺盛。中医逻辑下：心藏"神"，代表神志，也就是常说的精神状态。脏腑平和，才不会出现异常。可如果孩子脾胃失调，痰湿内生，食滞内扰，就会使心神失形或心火亢盛。门诊经常有家长抱怨说，孩子哭闹不易入睡，脾气大，不能沟通，生气不吃饭，便秘，这些其实也多是脾胃失调、心火亢盛的表现。

辨别特点

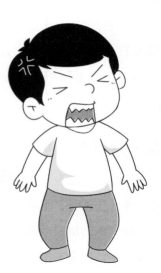

· 形体：身体结实，体形多偏瘦。

· 毛发：正常，无特殊变化。

· 面色：一般正常，容易见到红脸蛋。

· 性格：易急躁易怒，情绪波动较大。

· 伴随症状：较大的孩子多见眩晕，头痛，口苦咽干，口臭。

· 二便：小便黄，大便秘结。

· 舌苔：舌尖红，舌苔黄。

· 患病倾向：易患情绪障碍、夜惊、多动、性早熟等疾病。

· 适应能力：对外界环境，尤其是精神刺激适应能力较差，不适应高温天气。

· 家长应对措施：建议及时就医，获得专业指导。

有的家长认为，孩子没有情绪，就不用理会为什么会心烦失眠。中医认为，季节的变化对人体是有影响的，夏季与心相对应。夏季炎热，容易使人情绪不稳定，孩子会出现夜啼、烦躁、不易入睡、食欲不振、口舌生疮、小便短少发黄等表现。有的孩子还可能表现为精神差、食欲差，不能集中精力。大一些的孩子，可能出现心中烦热、焦躁失眠、口舌糜烂疼痛、口渴、大便干燥、舌红、脉数，严重的可见咳血、衄血（流鼻血），甚至是多动等症状。

起居养护

夏天，孩子为什么最喜爱吃冷饮呢？其中最重要的原因就是夏季人体火气易旺盛，而肾气易不足。而夏天的吃食又往往偏凉，如过水面或凉面、凉粉、冰粥、冰镇饮料、冰淇淋等。孩子新陈代谢旺盛，生冷瓜果食用过量，尤其是出汗后饮冷水、吃冷食等，就容易造成脾胃功能不良，再加上一定时间的积累，就会出现口臭、便秘、腹泻、反复感冒等病症，直接影响营养的吸收和利用，进而影响孩子的生长发育。所以家长要注意，夏天给孩子提供的饮食一定不要贪凉。

节气养护

闷热潮湿的夏季，若是空调使用不当，就会成为一种常见的致病因素。孩子长时间待在空调房里，会出现全身疲乏、酸痛、头身困重、食欲不振，甚至恶心、头晕、精神差等现象，这就是所谓的"空调病"。空调病最主要的危害是降低孩子的抵抗力和对环境的适应能力，容易引发感冒、鼻炎等病症。

那孩子应该如何使用空调，防治"空调病"呢？我有以下几点建议。

·26℃是人体最适宜的温度，能够最大限度地防止感冒发生。室内外温差如果超过5℃，容易形成骤冷骤热的环境变化。

·避开空调出风口，尤其要避免空调直接吹向颈部。出汗时对着空调降温，大汗淋漓时立即进入温度很低的空调房，不仅容易感冒，甚至会为以后肢体疼痛、皮肤瘙痒等健康问题埋下隐患。有汗时如果要进入空调房，最好先换掉湿衣，擦干汗水。

·开空调时间1~3个小时。空调开一段时间后要关掉，开窗通风换气，空调滤芯要经常清洗，防止细菌的滋生，以保持室内空气清洁干爽。

·最后，要让孩子保持一定的运动量以及户外运动的时间，可安排在气温相对较低的清晨或傍晚，以遍身微微有汗为佳，同时注意补充水分。

脾虚湿热——肚子胀痛，厌食，舌苔黄腻

孩子就好像是一棵待长大的稚嫩芽儿，身体亟待成长，但脏腑功能还未充足，需要补充，所以才会出现很多"不成熟"的问题。月龄较小的孩子，"易虚易实"，容易出现虚弱性症状，也会出现像食积、便秘、高热等实证。

而添加了辅食之后的孩子，则容易出现食积热化，积热日久透过"肠腑"向外透达，就会形成我们常见的孩子经常有感冒症状，然后发热。如果以感冒论治，就会缠绵难治，反复发作。还有的孩子经常咳嗽，也是食积导致的。所以，采用中医方法或者中西医结合方法，扶助脾胃，祛湿消积，才是根治的上策。

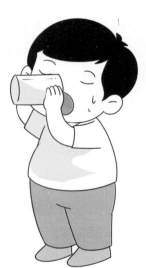

辨别特点

· 形体：偏瘦或者虚胖，伴有盗汗、口干、口臭、口渴喜冷饮。

· 毛发：正常或者少光泽。

· 面色：潮红，下午或夜间明显，可能伴有低热。

· 性格：情绪不稳定，烦躁易怒，或者哭闹不易入睡，或睡眠不安稳。

· 舌苔：舌红、苔黄厚或白腻。

· 饮食：食欲好。偏嗜煎炒烹炸类食品，喜冷饮或辛辣的食物，对热的食物常常有抵抗，进食后会感觉脘腹胀满或者胀痛。

· 二便：频频排气；大便干燥，小便黄或者浑浊；大小便、排气的味道均较大。

· 适应能力：不耐热。

· 家长应对措施：建议及时就医，获得专业指导。

脾虚湿热，整体上是体质偏热，脾胃运化功能减弱。如果在腹胀腹痛、舌苔黄腻的基础上，兼有上述某一组或几组症状，即可以初步判断为脾虚湿热。了解孩

子的体质，主要在于预防和配合医生的治疗。由于脾虚湿热体质往往与疾病关联密切，务必经过医生的判断，配合治疗，改善体质。此外，喂养与居住环境也很重要，在照顾孩子的措施中，稍有疏忽，就变成了减分项。

起居养护

本类型体质比较复杂，主要是在医生指导下健运脾胃，消积化滞。在治疗结束后，家长在孩子的生活起居上也要特别注意，比如夏季不能过于贪凉；保持室内空气流通，消除潮湿；坚持带孩子运动，帮助除掉体内的湿气。

节气养护

孩子初生，生机蓬勃，脏腑发育不全，肝的功能常常强大而没有克制，相比较而言，脾的功能常常低于正常水平。但孩子对于水谷精微之气的运化需求迫切，如果运化功能不健全，就易致食积，加之家长溺爱，不舍清淡饮食，时间长了就会形成习惯，导致胃肠积热。由于不是正常的能量，这种热量就会向皮肤透达，主要表现是发热。

这个就好比孙悟空进了铁扇公主的肚子，作为外来的异物，孙悟空一定不会与铁扇公主和平共处，必须折腾，疼痛就会向外发散，引起铁扇公主注意，最终达到目的。孩子也是如此，由于脾胃功能失常、弱化导致的一些病理产物必须有一个解决办法，或者是有一个出路。对于孩子来讲，这种脾胃功能不足是相对的，主要是由于身体发育没有达到受纳食物的速度，所以孩子之身，重在养护，及时达到身体所需要的成长速度。

防止脾胃湿热，最好的办法就是顺应节气，饮食有节。不吃或者少吃煎炒烹炸的食物，有些孩子脾胃发展的速度与全身状况相符，偶尔食用无伤大雅。但是，有些孩子天生脾胃功能较弱，或者遇到气候不符合常态而影响孩子的脾胃功能时，家长就要格外注意。

此外，还要注意饮食上的协调搭配，比如，不能让煎炒烹炸遇上贪凉饮冷。

脾胃积滞——肚子胀，不消化，大便酸臭

积滞是指孩子不能很好地消化吸收母乳或者辅食，食、乳停留胃肠，不能运化，导致气滞，形成一系列肠胃症状。有的是功能性的，经过治疗可以恢复；严重的会影响生长发育，与同龄孩子相比弱小多病；有的可能遗留症状，对日后成年造成不良影响，出现永久性胃肠损伤。

此外，孩子脾胃积滞，还会对家庭幸福造成很大的影响，为什么呢？因为脾胃问题可以成为很多健康问题的导火索，比如食欲不振、夜啼、生长发育缓慢、反复感冒、反复咳嗽、过敏性鼻炎、过敏性哮喘等。孩子生病，全家不安，这里主要指的是时间成本、精力、物力、财力等。

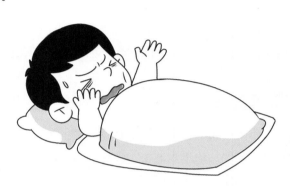

辨别特点

· 形体：日渐消瘦，传说中的只吃不长肉类型。

· 毛发：毛发干枯，发黄，无光泽。

· 面色：苍白或萎黄。

· 性格：精神欠佳，脾气暴躁，容易哭闹，夜寐不安。

· 舌苔：舌色淡、舌体胖有齿痕、苔白厚。

· 饮食：不吮乳；吐乳或酸腐食物，或者是未消化食物；食欲差，腹胀。

· 二便：大便不调，黏腻酸臭或便秘，或夹有食物残渣。

· 适应能力：不耐寒热，反复感冒、咳嗽。

· 家长应对措施：这个阶段，孩子的身体还有一定的抵抗力，或者处于疾病反复发作、时好时坏的阶段，务必就医治疗。

对于脾胃积滞，中医治疗具备一定优势，家长可以在医生指导下，重点准备

几种中成药，比如山楂丸、消乳丸、保和丸、木香大安丸、健脾丸或香砂六君子丸等。也可采用相关的食疗药膳、推拿、香囊等方法配合治疗。

起居养护

家长要让孩子的日常起居有规律，养成良好的排便习惯，保持大便通畅。此外，还可以给孩子佩戴香囊，帮助燥湿健脾开胃。

燥湿开胃香囊

配方：茯苓、陈皮、炒山楂、炒麦芽、炒谷芽各15克，泽泻、木香、香附、肉桂、生甘草各5克。

用法：打粉，装入香囊，给孩子佩戴。每7天更换1次。

节气养护

赏罚应春秋，昏明顺寒暑。有的家长会问，孩子也要养生吗？保持健康，是一种生活态度，是顺应自然的表现。高层次的健康是"顺应"，这个习惯要始于孩子。脾胃积滞的孩子尤其要注意秋季的养护。

北方，从立秋开始会有明显的温度变化，秋燥是一个自然界存在的因素，不仅对肺脏有不利影响，对心情也有不利影响。此时可以利用天然的环境，克服或者缓解孩子容易躁动不安的性格。也就是利用自然的不利因素，锻炼孩子，让孩子具有能够安静下来的力量，或者养成一种由动入静的习惯，比如阅读、手工。安静下来的孩子，肺气正常宣发和肃降，可以让脾胃更好地发挥消化吸收的功能。当然，这种方式比较适合较大的孩子，一般3岁以上的孩子，能够理解从动到静的过程。低于3岁，需要家长创造安静的环境。孩子天性好动，这种安静多数能持续10~15分钟。

那么安静环境如何创造呢？道理放在这里，聪明的家长们，方法你们自己去选择。我做的是阅读、手工。

脾虚湿滞——口干口臭，喜欢冷饮，大便黏腻

隋代医学家巢元方在《诸病源候论·小儿杂病诸候·宿食不消候》中说："宿食不消，由脏气虚弱，寒气在于脾胃之间，故使谷气不化也，宿谷未消，新谷又入，脾气既弱，故不能磨之，则经宿而不消也。"意思是说，宿食积滞都是脏气虚弱导致的，这里的"脏气"指的就是脾脏之气。

脾脏，中医赋予它的功能是运化，运化水谷精微和水液。如果孩子脾气虚弱，脾脏运化水液的功能不能正常发挥，就会造成水液代谢障碍，"湿"停滞在体内，最常见的问题就是浮肿。对孩子来说，常见的是出现整体健康问题，比如皮肤问题、呼吸道问题等。从病情方面考虑，脾虚湿滞要重于脾胃积滞，因为脾虚湿滞往往伴有一些难治的临床症状，容易发生一些疾病。

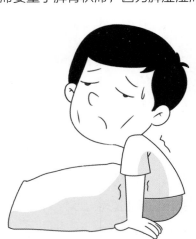

辨别特点

· 形体：偏瘦。

· 面色：面色萎黄，或者面红，下午或夜间面色潮红，或有低热。

· 性格：烦躁多啼，夜寐不安。

· 舌苔：舌苔厚腻，舌边齿痕明显。

· 出汗：盗汗，往往局限于头部。

· 食欲：不耐热，食欲好，口渴喜冷饮；口臭；有的食欲差，食量不多；往往爱吃肉食、甜食等肥腻食品；进食生冷的食物后，感觉明显不适，如腹部胀痛等。

· 二便：大便黏腻或者干燥，或者排出不爽，或者频频如厕，不能排出；小便黄。

· 适应能力：对寒热风雨等天气变化，不能很好地适应，尤其天气突然转热，或者处于高温环境时，出现明显不适，或者上述症状加重。

· 家长应对措施：及时就医，在常规治疗以外，遵医嘱实施居家应对方案，注意孩子的皮肤健康。

【病例】点点不知什么原因，身体一直偏瘦，烦躁易怒，经常对家长发脾气，动不动就握起小拳头，喜欢冷饮，嘴巴里有时候是臭臭的。睡觉的时候经常出汗，会打湿枕头。

点点怎么了？点点的情况就属于中医脾虚湿滞的范畴，微微化热，所以口干口臭，喜欢冷饮。这类孩子往往还有大便黏腻、干燥；容易有皮炎、湿疹、皮肤发红、皮肤粗糙等症状；毛发浓密，比较容易产生油渍；脾气急躁。人体和疾病都有不确定性，症状也可能多种多样，一般到达这个阶段，务必要及时就医。在常规治疗以外，居家生活中还可以参考以下方案。

起居养护

哺乳期的孩子也可能出现脾虚湿滞的情况，此时需要妈妈在饮食和日常习惯上做出调整，有助于孩子的康复。

·妈妈避免生冷，水果可以煮熟了吃。

·妈妈可以吃些具有健胃消食作用的食物，如山楂、麦芽等，必要时可以在医生指导下口服一些汤药，能有效帮助孩子调理体质。

节气养护

脾虚湿滞，严格来讲是一组临床常见的证候，并不是严格意义上的体质类型，由于这种类型非常常见，如果治疗不及时，由此所产生的症状往往会伴随孩子一生，比如湿疹、痤疮等。所以，希望家长给予重视，一定要顺应节气的特点，尤其在夏季要注意醒脾除湿，让脾胃发挥出正常的运化功能，才能从根本上调理好孩子的体质。

四季养脾胃，
让小儿的体质真正强壮起来

中医有句话叫作"四季脾旺不受邪"。意思是说四季都要养护脾，脾脏的功能在四季都要"旺旺"的，而不是单独"旺"于某个季节，这样孩子才能保持健康，体质强健。《黄帝内经》是一部中医经典著作，对于中医临床有指导作用，它将肝、心、肺、肾的时位分别与四时春夏秋冬相对应，因为脾具有"转输水谷精微时刻滋养四脏"的生理特点，故脾的主时应蕴含四时之中，所以，孩子四季都要养护好脾脏。

春季疏肝，健脾胃

祖先对自然与人体以及疾病的认识，形成了中医医疗观，基于天象、地理等背景知识，将肝脏的功能与春季相联系，能够比较全面地概括人体生理功能在春季的

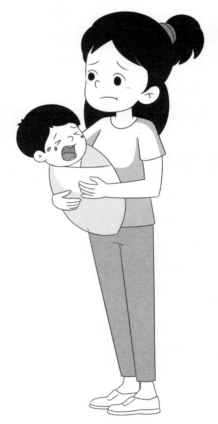

肝气犯脾，会直接影响小儿脾胃功能

变化，以春季代表肝脏功能，也体现了肝脏对人体的影响，就像春季对四季的影响一般。

古人对脏与腑的认识，以及在人体健康变化中的作用强弱做了总结，春季对肝脏功能的影响最为直接，对其他脏腑的功能变化也有不同程度的影响。

那么，肝脏如果调护不当，为什么会影响脾呢？在中医逻辑下，肝脏和顺，肝气顺畅，直接影响脾胃健运协调与否；如果肝气不舒，也会直接导致脾胃运化失调，出现食欲差、腹胀等消化不良的情况。

所以，了解肝脏在春季的变化，利用饮食、情志等方式辅助养护孩子的脾胃，是家长们需要掌握的知识重点。

立春——细雨斜风避春寒、助升发

立春，是年度周期律中的起始点，在养护孩子身体方面至关重要。一年之计在于春，一日之计在于晨，这是南北朝时期梁元帝萧绎提出的。而立春在医学中的重要性，主要体现于中医知识体系重视气候对人体的影响，也就是说，一年当中只有这一次机遇是天地合作，扶生长养万物。对于孩子来讲是"长"，对于成年人来说是"养"。

注意避风

春风多变。中医认为，人体自身调节能力不足时，其他外邪可以在风的引导下对人体形成不良的影响，虽然其他季节也可以发生，但不良影响以立春更为明显。对于孩子，"风"的影响就更加明显了，在古代医家的知识体系中，对于一些顽固、预后差的疾病，常常用"风"冠名，比如急惊风、慢惊风。

避寒湿

初生的幼苗，是不能从贫瘠的土壤中汲取足够的养分的，弱化的身体不会有健全的心智，也不会有优秀的智慧，养护肝脾要从预防寒、湿做起。

寒与湿有南北方的不同，北方防寒为主，南方防湿为主。这里的寒、湿，主要指自然界的温度和湿度，过寒、过湿，或者二者兼而有之，对身体的影响可以瞬间爆发，如发热；也可以"潜移默化"，若干时间之后出现身体疼痛、脾胃消化不良等健康问题，特别是对脾气原本虚弱的孩子影响更大。而且这些问题往往没有实验室指标，也就不能被诊断为某种疾病，因此也没有可以采用的安全用药措施。

这时，可以选择中医治疗或者中西医结合治疗。比如，在春季做好中医预防，可以规避这种健康风险在其他季节反复出现。那么，要如何预防呢？家长可以从居住环境和饮食两方面来进行。

·居住环境，温暖且润：温润如玉，常常用来形容人品，以此比喻居住环境再合适不过了。家长在为孩子布置房间的时候，一定要优先考虑房间的温度、干湿度。

·根据孩子体质选择食物：饮食自身的偏性，作用于不同体质的孩子，同时在外界环境的影响下，会产生千差万别的效应，根本原因在于食物对脾胃功能的影响。春季的时令蔬菜以白萝卜、竹笋、香菜等具有辛香之气的蔬菜为主。不能咀嚼的孩子，可以取白菜、芥菜、菠菜等榨汁饮用。春季疏肝，适量食用辛散的蔬菜如葱、姜、蒜，可以帮助阳气升发。

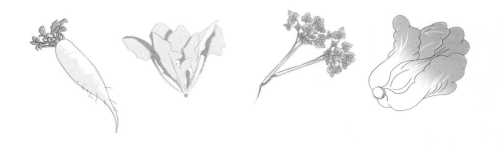

雨水——畅达情绪健脾气、防厌食

雨水的春季气息十分明显，自然对人体的影响也往往达到一个比较明显的层次。

雨水润万物，"有情芍药含春泪，无力蔷薇卧晓枝"。芳华春光，孩子的生长高峰期也到来了。在中医逻辑下，肝气顺畅，情绪畅达，有节奏地律动，身体的舒展，恰到好处的食欲，都是保证身体生长发育的优势条件。同时，那些先天脾胃功能不足的孩子，则容易受到负面影响，出现食欲不佳等情况。所以，对于脾气虚弱的孩子，此时是调养的好时机。

雨水时节，南方的孩子幸福啊。塞北春雨贵如油，江南草色青。枇杷、山药、银耳皆能列入食谱。那么，食欲不好、不爱吃饭的孩子怎么办呢？

食疗方

|山药银耳粥|

食材：大米50克，干山药15克，黑芝麻10~15克，干银耳10克，冰糖适量（成人每天仅需40克糖，包括主食等的含量，孩子须酌减）。

做法：

1. 干银耳泡发，熬成黏稠糊状。

2. 大米洗净，熬成粥，再加入黑芝麻和山药（可以用豆浆机或粉碎机打碎）熬成糊状，加入银耳和冰糖，煮至冰糖融化即可。

用法：每天1~3次，连续食用10天，是否继续食用视舌苔而定。

功效：健脾润胃。

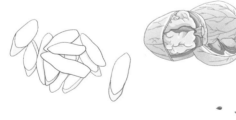

捏脊法

捏脊并不仅仅是捏，它包括两种手法：捏法和提法。捏法大家都清楚，在捏的过程中，用力拎起皮肤，则为提法。

【操作】捏脊时，两手沿孩子的脊柱两旁，由下而上连续地夹提皮肤，边捏边向上推进，自尾骶部开始，一直捏到项枕部为止。力度以孩子感觉适宜为准，皮肤微红即可。

【次数】重复3~5遍，一般每天或隔天捏脊1次，6次为1个疗程。

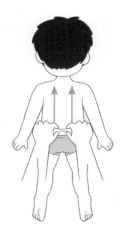

惊蛰——万物萌发防宿病、早治疗

人体的生理状况也是顺应自然界的，惊蛰前后，肝气调达，脾胃健运，人体精力也"步入正轨"，为孩子健康成长而积蓄能力。

南雁北归，草木萌动，蛰伏一冬的生命能量开始渐渐变得强大。古代神话中有位封王的武将，难得走仁慈路线，修缮房子时发现很多蛰伏的动物，没有伤害它们的性命。近代画家丰子恺也曾以绘画来表达养仁不杀。

这个阶段，气候与物候的变化，需要家长格外注意，有哮喘史、过敏史的孩子此时容易发作；身体健康的孩子，也会有情绪的变化。如果此时孩子发病，家长一定要注意是否是孩子的宿疾发作。什么是宿疾？有的孩子先天禀赋不足，或者以往的疾病复发，比如过敏性鼻炎或者哮喘就是宿疾。

此时的症状多以虚证出现。虚证就是一系列能量不足的表现，比如怕冷、黏人、食欲差等。不过这里请家长注意，孩子出现单纯虚证的情况并不多见，多是虚实夹杂。实证、虚证、虚实夹杂，主要是分辨舌苔，所以务必请专业医生辨识。

· 虚证舌苔要点：舌苔微白，有齿痕。

· 实证舌苔要点：舌尖红，有草莓状小点，可以有黄腻舌苔。

· 虚实夹杂：以上状况可以同时并存。

最后还要提醒家长，无论能否正确辨识，都不能擅自给孩子用药，一定要及时就医。孩子生病，变化迅速，认识舌苔的意义在于尽早治疗。多数时候，孩子生病可以采用非药物疗法，比如按摩、艾灸等，可酌情选用，相比于药物疗法来说，更加适合孩子。

春分——乍暖还寒防流感、吃春菜

春分，平分了昼夜。肝脾之间"一损俱损，一荣俱荣"的关系密不可分。

二气莫交争，春分雨处行。春分这个节气，还真像一个淘气小孩，从南到北，风沙，低温，阴雨连绵，倒春寒，干旱……

这一阶段，对孩子来讲，影响比较明显的是倒春寒。气温忽降，易使升发的阳气受遏，妨碍肝的疏泄，进而影响脾胃功能，降低孩子的抵抗力。

古代医家认为：从春分以后至秋分以前，天有暴寒者，皆为时行寒疫也。从春分至秋分，应该是有温度的季节，如果出现低温，那么就会流行以寒邪为主的传染性疾病。所以，在春分时节，"春捂"依然是行之有效的预防流感的办法。此外，还可以通过佩戴香囊、吃春菜来预防。

佩戴香囊防感冒

对于孩子来讲，佩戴香囊是比较好的预防感冒的方式之一。早在《月令》中就曾经记载了春分香囊的用法。

"春分后宜服神明散。其方用苍术、桔梗各二两，附子一两，乌头二两，炮，细辛一两，捣筛为散，红绢囊盛之，一人佩戴，一家无病。若染时疫者，取囊中之药一钱，新汲水调服，取汗即愈。"神明散中的药物因用量较大，不适合推广应用，务必在医生指导下慎重选择。

吃春菜疏肝健脾

民间有个习俗，就是吃春菜，比如北方的香椿，南方的春笋，其他还有荠菜、蕨菜等。苏轼在《春菜》一诗中说："岂如吾蜀富冬蔬，霜叶露芽寒更苦。"更是盛赞香椿："椿木实而叶香可啖。"可见，香椿确实是适合春季食用的美食。下面就给家长介绍两款适合孩子的香椿菜谱。

|香椿煎土豆|

食材：腌好的香椿芽末100克，土豆500克，面粉、花生油、盐、胡椒粉各适量，鸡蛋1个。

做法：

1.将土豆去皮，洗净，切成一元硬币厚度的片数片，再加入先前腌制好的香椿芽末，加盐、胡椒粉拌匀，腌制约5分钟，再加入面粉和鸡蛋，和匀。

2.煎锅烧热，加入适量花生油，将土豆片一片片放入锅中，盖上锅盖，小火慢煎。

3.煎5分钟左右去掉锅盖，再用中火将土豆两面都煎至金黄色后，出锅即可。

用法：佐餐食用。

功效：疏肝健脾，促进食欲。

| 香椿蛋饼 |

食材： 香椿50克，鸡蛋1个，面粉、盐各适量。

做法：

1. 将香椿洗净，切碎，打入鸡蛋，加入面粉、盐和适量水，调成面糊（稠度要把握好）。

2. 平底锅放少量油，倒入面糊，煎熟一面再煎另一面。

用法： 佐餐食用。

功效： 香椿有助于刺激孩子的食欲，温暖脾胃，促使体内积热疏泄、发散。

注意： 一般人群都可以食用香椿。但香椿为发物，容易诱使旧病复发，所以有慢性疾病的孩子应少食或不食，比如哮喘、皮炎湿疹、瘙痒症、鼻炎等，尤其是内有积热的孩子。

 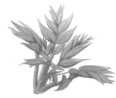 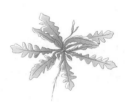

清明——阳光充足多晒晒、长大个

"燕子来时新社，梨花落后清明。"清明时节，阳光充足，是孩子长身体的好时机。这一阶段主要有3个特点与孩子的身体息息相关：

1. 气温逐渐升高，适合户外活动，日光照射是助力孩子长高的天然催化剂。

2. 这一阶段随着外界气温的变化，孩子容易上火，尤其是食火。

3. 清明以后降雨逐渐增多，湿气大，特别是南方的孩子要多注意，家有幼苗初长成，容易被外湿影响，从而影响脾胃功能。

以身高为例。孩子的身高，历来都是受到重视的。晒太阳，有助于身体阳气升发，脾阳升发，有助于脾胃运化，五谷运化能力强，直接影响孩子的身高。家长都希望自家孩子有颜有才，身高是重要的加分项。而身高除了受到先天禀赋的影响，后天养护也十分重要。我们重点讲讲父母如何助力孩子身高，而不是人为导致孩子变矮。那如何在春季帮助孩子长高呢？

晒太阳

据北京大学公共卫生学院儿童青少年卫生研究所的研究结果，在高年龄段的学生中，身高与日照曝露时间的关联性更强。

什么时间晒

风和日丽，户外晒太阳；天气寒冷，阳台晒太阳。一般在每天上午9~10点和下午4~5点这两个时间段内晒太阳比较好。但具体情况要根据不同地区、不同季节的日出日落时间确定。这里教大家一个简易的判断方法：如果影子短于身高，室外温度可能比较高，不适合户外晒太阳。

晒哪里

晒后背。背部为阳中之阳。孩子受寒，多见于背部，如果背部受冷，则风寒之邪极易通过背部经络入侵，伤及阳气而致病。如果有意识地在春天晒背，就可以防止这些春发之病。

为什么晒后背有这么大的效果呢？这是因为人体的背部、脊柱是膀胱经、督脉循行之处，共有53个穴位，通过晒太阳，可以让膀胱经和督脉一同得到养护。人体内正常的脏腑功能全靠阳气来支撑，阳气充盈，人体对抗疾病的能力就会提高，背部有两个俞穴，与脾胃功能关系密切，分别是脾俞、胃俞，既有保健功能，又有治疗作用，可以让脾胃的运化、吸收功能保持在优秀水平，那么，孩子在春天发病（呼吸系统疾病、咳嗽等）的情况相对就会减少。而且，膀胱经理论与维生素D_3理论异曲同工。太阳光中的紫外线照射在皮肤上，将体内的化学物质转化为维生素D_3，维生素D_3从组织进入血管，经过肝和肾的作用，转化成活性维生素D。活性维生素D再返回到肠道、肾脏、骨骼中发挥作用。

所以，晒太阳既可促进钙、磷吸收，又能直接调整骨代谢，是防治维生素D缺乏性佝偻病的基础，没有之一。但要注意，晒背要找防风处。如果条件有限无法在户外晒太阳，也可以退而求其次，隔着单层玻璃晒太阳也有一定效果。

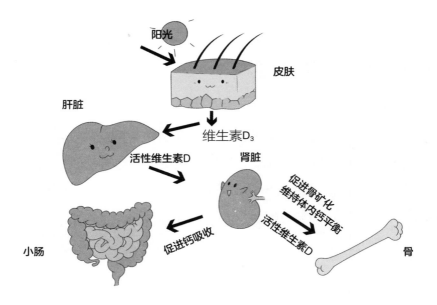

阳光

皮肤

肝脏

维生素D₃

活性维生素D

肾脏

促进骨矿化
维持体内钙平衡

小肠

促进钙吸收

活性维生素D

骨

海舒医生说

晒太阳是最方便的健康方式，不过会受到居住地纬度、环境污染、日照时长等因素的影响，建议在医生指导下适当补充维生素D。

合理补钙

据2013年中国营养学会提出的《中国居民膳食营养素参考摄入量》标准，我国4~6岁儿童每日钙适宜摄入量为550~800毫克。

谷雨——多雨时节洗好澡、减好衣

"明朝知谷雨，无策禁花风。"有风有雨，雨多风少，可能最符合谷雨的名字。谷雨是春季的最后一个节气，气温逐渐升高。在这个节气里养护儿童，除了要吃得香、睡得好以外，还有两个小秘招：一是沐好浴，一是减好衣。脾的特性是"善燥恶湿"，适合季节的、良好的生活习惯有助于脾的功能保持正常。

沐好浴，防感冒

婴儿洗浴

沐浴是新生儿护理的一项基本操作，不仅可以清洁皮肤，促进气血运行和新陈代谢，改善不良体质，预防感冒，还能通过语言交流及皮肤接触，促进亲子交流。此外，还有一点也非常重要，那就是可以改善孩子的睡眠。有些孩子白天睡觉，晚上哭闹，特别是下半夜哭闹得厉害（排除新生儿疾病、饥饿、尿布潮湿、衣物松紧不适等影响因素），以致家长不知所措，也影响自己的休息。对这类夜间睡眠不好的孩子，在不同时段进行沐浴，可以在一定程度上帮助孩子提高夜间睡眠质量。

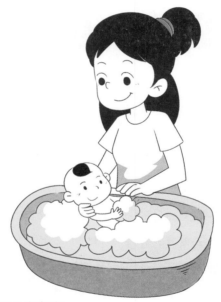

· 年龄段：出生后至1岁左右。

· 原则：沐浴均在喂奶后1小时进行，沐浴方式采用盆浴。

· 操作要点：家长洗净双手，双手温暖，指甲短于指端，充满爱心。沐浴室的室温为26~28 ℃，水温为39~41 ℃，沐浴时间为5分钟。

学龄儿童洗浴

· 年龄段：6~18岁。

·原则：运动后洗浴。

·操作要点：

1.洗浴时间不宜过长，尤其不能久泡。

2.水温不宜过高或过低，以40~50℃的温水为宜。人体在出汗时，对寒冷的适应性很差，如果此时突然用冷水大面积刺激皮肤，很容易诱发肺系疾病，比如感冒、肺炎、哮喘等；或者寒冷潮湿之气停留于皮肤，若干年后以皮肤病的形式发作。

减好衣，防上火

谷雨时节的气温已经比较高了，此时，家长一定要每天及时查看天气预报，关注天气变化，给孩子适当减少衣物，以免受热上火。再加上此时食欲较前段时间也好了很多，孩子的脾胃功能弱，如果饮食不加以节制的话，很容易导致胃肠积热而生病。

夏季养心，醒脾胃

心对应夏季，心生生不息，如同熊熊的火焰。心又是众多脏腑的"君主之官"，如果生命之火不足，其他脏腑就会呈现出营养不足、功能低下等不良状态。所以，对心火亢盛的孩子来讲，夏季养心是调理体质的最佳时机。

此外，在中医里，心与脾两个脏腑，互相"帮衬"，有助于情绪的平复。脾负责人体精微物质的正常运行，它将精微物质源源不断地传输给心，脾运行的动力则来自心的温煦和助长。二者平衡，孩子的情绪才能平静，这个道理也适用于成年人。

所以，那些夏季容易发生夜啼、多动、口疮等病症的孩子，最重要的一个原因就是心脾不调，而解决的办法就是调整心脾，醒脾养心。一方面祛湿醒脾，脾运化功能正常，有益于心功能的正常发挥，遏制心火，消除心绪不宁的症状；另一方面，祛除心火，心火不再亢盛，有益于脾的运化功能，从而缓解孩子食欲不振等症状。

孩子在天上挑选妈妈的时候，一定是选择一个好的"卧室"。胎儿在子宫内，皮肤被羊水充分滋润着，经过产道时受到挤压，这些刺激有可能成为胎儿生理、心理的一种依赖。新生儿出生后，原先熟悉的环境消失了，可能是造成部分孩子哭闹不止的主要原因，新手妈妈可以试着用沐浴来缓解这种情况。

从医学角度来讲，新生儿沐浴，是一种有利于清洁卫生、生长发育的好习惯；从心理学角度讲，也是一种很好的触觉训练，益处多多。

第一：孩子在沐浴中全身接受温水、毛巾及家长双手动作的接触，使全身的触觉、温度觉、压力觉等感觉能力得到训练。

第二：延续了其在母亲子宫内的生活环境，获得安全感，消除不良情绪，从而使新生儿哭闹减少，睡眠有规律，情绪稳定，精神愉悦。

第三：沐浴时不同程度的抚触能使新生儿全身肌肉彻底放松，以解决新生儿的皮肤饥饿问题。

第四：抚触通过刺激皮肤这一触觉器官，将刺激传送到大脑皮质，使大脑皮质也受到不同强度的刺激，以促进神经系统的发育和智能的成熟，尤其促进大脑、小脑的平衡发育。

第五：新生儿睡眠规律，对于成年后的睡眠也有积极意义。因此，沐浴后的新生儿，特别容易入睡。一般晚上8~9点半沐浴，新生儿夜间睡眠质量最好。

第六：婴儿脐带脱落后，应固定水温洗浴，一般在37~37.5℃。2~3岁以后，冲浴和淋浴是比较好的沐浴方法，对于孩子来讲可以感受到水流的压力，一般开始将水温定于35℃，之后再逐渐固定在26~28℃。

立夏——气温升高，清淡饮食，午睡养心

"一朝春夏改，隔夜鸟花迁。"在古代，判断夏季的到来是以黄河中下游地区的气候变化为基准的。什么叫作幅员辽阔？就是立夏前后，东北和西北地区刚刚迎来春花烂漫，北方的孩子刚刚开始充足的户外游戏，南方则进入了绵绵雨季，而福州、岭南一线则早已开始烈日炎炎。

其实，立夏时节带孩子，还是很舒服的。经过春天的各种成长，夏天的孩子将以"日新月异"的健康状态呈现在你面前，越小的孩子成长得越快。夏天家长可以在遵循常规原则的前提下，不必过多干预孩子的活动。

立夏的"夏"有"大"的意思，寓指春天播种的植物已经直立长大了，是喜收获、尝新鲜的好时节。江南地区有"立夏见三新"的谚语，"三新"指樱桃、青梅、麦仁、竹笋、蚕豆、鲥鱼中的三种。最讲究的是常熟一带的"九荤十三素"，其中的"十三素"有樱桃、梅子、麦蚕、笋、蚕豆、矛针、豌豆、黄瓜、莴笋、草头、萝卜、玫瑰、松花。

那么，立夏时节，究竟要如何养护孩子呢？这里告诉大家养宝的八字诀："养心、午睡、饮食清淡"。

养心

"立夏"心要静。为何要养心？中医学的"心"，除了血肉之心，即实质性心脏以外，还包括意识、思维、情志等活动。按照中医的观点，心属火，夏季的炎热天气最易于扰乱心神，易使心火上炎。所以夏日气温升高后，孩子极易烦躁不安。因此，在整个夏季的养生中，要注重对心脏的特别养护，要让心静下来。

午睡

"立夏"之后，昼长夜短。根据节气变化，相对于冬春季节，孩子可晚些入睡，早点起床。当然，也不能太晚入睡，一般情况下，14岁之前不宜晚上11点之后入睡。可这样一来，孩子晚间睡眠往往不足，白天就容易犯困，也就是老百姓常说的"春困、秋乏、夏打盹"。

中午1~3点是一天中气温最高的时候，午饭后，消化道的血供增多，大脑的血供就会减少。所以，孩子们中午多数会精神不振、昏昏欲睡。因此，建议孩子中午增加午休，以顺应自然界阳盛阴虚的变化，也十分有利于孩子成长，长身体，长智慧。

如果孩子已经上学了，那更应该午休，不然下午上课打瞌睡，学习就成了一件事倍功半的事情。

饮食清淡

孩子的饮食要清淡，不宜额外添加糖、盐。但饮食清淡绝不是吃素，而是少油、少盐、少糖，可不产生或少产生多余的热量，有利于心神养护。婴幼儿辅食可以选择莲子肉、百合、红枣、山药等，味道明显的可以刺激孩子的味蕾，味道清淡的具备健脾益胃的功效。

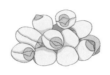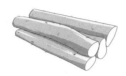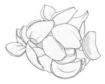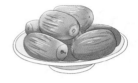

小满——湿热并见，增酸减苦，健脾化湿

"四月中，小满者，物致于此小得盈满。"水果、蔬菜、稻谷，在这个阶段生长旺盛，但是脾胃不能"过饱"，从功能的角度看，脾胃运化起来对身体是有利的，不能长时间"停运"或者低于正常水平运行。

小满养护脾胃的饮食原则

时令果蔬，纷至沓来，如何保护孩子的脾胃是这一阶段的调养重点。

增酸而减苦

立夏至小满，自然界的变化特点是"阴弱阳强"，也就是滋养性的功能减弱，运动性的功能加强。关联到人体脏腑，可以表现出心气渐强，肝气渐弱，即以心脏为代表的各项功能逐渐显现并加强，以肝阴滋养为代表的功能相对减弱。所以，为了适应心气旺盛，孩子此时的饮食应"增酸减苦"，也就是说，适当多吃酸味食物，如橙子、山楂、乌梅、番茄、草莓等，同时少吃苦味的食品，从饮食的角度善意地影响身体，从而达到滋阴养肝、健脾消食、养心护心的目的。

少吃苦味食物，指的是生理状态正常情况下少吃。如果身体需要，苦瓜、莲子等食物有清心火的作用，可以在心火旺盛，出现小便黄、口舌生疮等症状时食用。

以清补为主

天气渐热，生龙活虎的孩子动不动就满头大汗，体力消耗比其他季节大，白天长夜间短，过度兴奋不想睡觉的孩子也不在少数。睡眠不足也是影响抵抗力的重要因素之一，所以，孩子在夏天常常是"无病三分虚"，表现为身体病恹恹的，精神蔫蔫的，对热的承受力差，这种"亏虚"只是一部分现象，往往还会伴有小便黄、舌尖红等情况。此时家长切忌给孩子用滋腻温热的滋补品，如红参、阿胶、何首乌、鹿茸、熟地黄等中药，否则，无异于"火上浇油。"经医生诊断后，如果确实需要服用补益类中药，可以选择太子参等，或者搭配夏季常用的鸭肉、绿豆、莲子、薏米等食用。

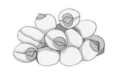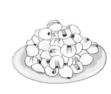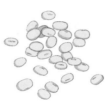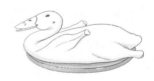

以健脾化湿为原则

小满后天气炎热，出汗较多，雨水也较多，所以从小满开始，炎热潮湿对人体的影响逐渐明显，建议多给孩子吃具有清利湿热、养阴生津作用的食物，如冬瓜、黄瓜、芹菜、荸荠、扁豆、绿豆、绿豆芽等。以下几点需要家长特别注意：

1.饮食调养以清爽、清淡为主，但绝不是只吃素食，最好荤素搭配，比如用鸡肉、鸭肉凉拌莴苣。

2.生菜熟吃。将常见蔬菜焯水，香油凉拌，既开胃，又不会寒凉伤胃。

3.忌直接吃冰箱里的食物。

4.忌以冷饮代替白开水。

小满后，要预防哪些疾病

皮肤疾病

小满后由于气温升高，孩子更加"贪凉饮冷"，比如生吃瓜果、喝冷饮、睡凉席、开空调等，多种因素综合，如果再加上先天体质差，遇到汗出不畅，或者出汗后被风吹的情况，就比较容易诱发风疹、湿疹、汗斑、足癣等皮肤病。如果皮肤过敏反复发作，务必及时就医。除非有明显的过敏食品，否则不要自行忌口。

胃肠疾病

孩子寒凉食物进食过多，脾胃受损，会导致腹痛、腹泻等病症，需要积极治疗，腹泻时忌辛辣。

芒种——炎热潮湿，防暑、防湿邪、防感冒

"荷叶五寸荷花娇，贴波不碍画船摇。"芒种季节，荷花盛开。赏花之余，由北到南，雷雨不断，梅雨绵绵，这是一个炎热潮湿的季节。湿热对孩子的影响，主要体现在疰夏，出现哭闹烦躁、小便短少且颜色较深、大便秘结、过敏性皮炎、湿疹、口疮、乏力等症状。同时，由于空调的介入，风寒感冒或风热感冒都是危害孩子健康的主力。

这里还有一个大名鼎鼎的节日——端午节。五月初五，古人有采药作丸的习惯。比如采摘相关的草药，用来制作治疗中暑、下痢的丸散剂，尤其是采艾，缝制香囊。这一时期防治蚊虫是保护孩子的要务。

｜防蚊香囊基础方｜

配方： 艾草50克，木香、白芷、陈皮各10克。根据环境可以进行加减，潮湿明显，加藿香10克；炎热明显加佩兰10克。

用法： 一般7天更换1次。

注意： 放在孩子够不到的地方，比如背在背后，切记此方不可食用。

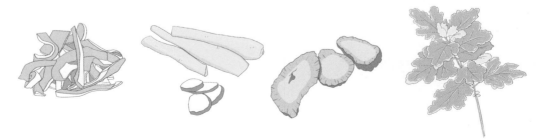

夏至——天气炎热，护肤、清暑

芙蕖映水，风掀盈盈。夏季，正是荷叶青青、荷花盛开的时节。夏至节气这一天，白昼最长，天气较热。中医理论认为，夏至之时人体阳气旺盛，此时也要顺应"春夏养阳"的养生原则，注意保护人体的阳气。

为了顺应自然界阳盛阴衰的变化，孩子宜晚睡早起。另外，还需要做好防晒护肤和饮食调整。

防晒护肤

皮肤作为人体最大的器官，功能超多，屏障、吸收、分泌、排泄、代谢、免疫、体温调节及感觉功能，等等，其变化也与季节和气候的变化息息相关。正如《灵枢·五癃津液别》中说："天暑衣厚则腠理开，故汗出……天寒则腠理闭，气湿不行，水下留于膀胱，则为溺与气。"春夏阳气发泄，人的气血容易趋向于体表，人体以出汗散热来适应，表现为皮肤组织较为疏松、汗孔开、汗多；秋冬阳气收藏，人体为了保温，气血趋向于里，表现为腠理密闭、皮肤致密、少汗多尿。

从现代医学的角度来讲，春季潮湿，夏季高温，皮肤的汗腺和皮脂腺分泌旺盛，造成皮肤表面微生态变化，污染物附着增加；秋季干燥，冬季低温，皮肤的汗腺和皮脂腺等运转和代谢减慢，提供的水分和油脂明显减少，皮肤容易出现干燥、脱屑。所以，夏季皮肤的屏障功能较好，冬季减弱。

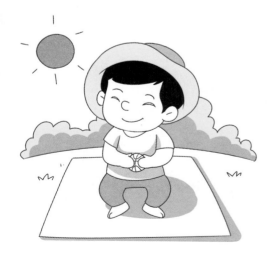

由于孩子皮肤抵抗力差、渗透性强的特点，夏季常见的小儿皮肤病以预防感染为主，比如痱子、湿疹、脓疱疮等。做好皮肤防护是第一步，第二步才是针对皮肤损害的护理。

孩子比较常见的皮肤损害是日晒伤，通常表现为：被照射区域皮肤红肿、热痛、刺痒，孩子烦躁不安，皮肤抓痕明显。所以，家长在夏季一定要给孩子做好防晒，为防止中暑，最好采用物理防晒方法，也就是用遮阳伞、帽子之类的防护措施。如果是户外运动，比如在海边、沙漠等，需要涂抹儿童防晒霜。一定要注意夏季户外运动的时间，最好在上午10点前、下午4点后。

饮食原则

天气炎热会影响人体的消化功能。而且暑热伤人，汗出过多容易导致头昏、胸闷、心悸、口渴、恶心等不适感觉。这时的饮食调节，可遵循以下原则。

第一，选用既能清暑热、生津液，又不会伤及人体阳气的食物，比如冬瓜、西瓜等。

| 冬瓜虾仁 |

食材：冬瓜500克，虾仁50克，盐、鲜汤、淀粉各适量。

做法：

1. 将冬瓜去皮洗净，削成小圆球，入沸水焯过后捞出备用。

2. 虾仁洗净沥干水分，用盐、淀粉抓匀。

3. 将冬瓜球、虾仁放在大碗内，加盐、鲜汤，放入锅中蒸熟即可。

用法：佐餐食用。

功效：此菜用蒸法烹制，使得菜肴既能软烂，又能保持原有的色泽和香味，减少营养成分的流失。冬瓜清热解毒，生津除烦；虾仁壮阳补虚。适合夏天胃口不开，伴有头晕心悸、尿少赤黄时食用。

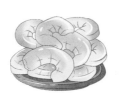 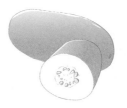

第二，冷食瓜果当适可而止，不可过食，以免损伤脾胃。度过夏天千万法，防止疰夏就一条——少吃寒凉，这条规则适用于0~18岁的孩子。这里给家长推荐一款水果捞。

椰汁西米甜豆捞

食材：芒果、西米各50克，椰汁200克，红豆、芸豆各20~50克。

做法：

1. 煮西米：共煮2次，先煮至中间有白点，呈半透明状，捞起过冷水。重复上述方法，直至西米变得软糯。

2. 红豆、芸豆做成豆沙。

3. 芒果生用，与其他处理好的食材拌匀，可以加入煮苹果或一个冰淇淋球来调节甜度。

用法：伏天，每周1~3次。

功效：健脾利水。

注意：5~8岁孩子可以不放西米，较小的孩子食用时一定要有家长在场，以免呛咳。

第三，姜、蒜等辛辣调料不可过多食用，以免助热伤津，激发发热等热性疾病。

第四，给孩子做一些清暑祛湿、促进食欲的药膳，比如荷叶药膳就很不错。

中医理论认为，荷叶性味苦涩，是清暑利湿、升阳止血的良药，适用于治疗夏季常见的中暑发热、腹泻、口鼻出血等病症。3岁以内的孩子，不建议自行用药，可在医生指导下稍加一点，小于3克，借其清香醒脾即可；或者是母亲食用，通过乳汁的给药方式帮助孩子解决问题，这就是著名的"子病治母"原则。3岁以上的孩子可以食用以下药食同源的平和膳食，有帮助改善孩子夏季低迷的食欲。这里介绍两种简单的荷叶药膳。

清暑茶

食材：干荷叶20克(鲜品50克)，金银花、扁豆花各10克，西瓜翠衣(即西瓜皮去掉红瓤和绿皮后的部分)30克，冰糖适量。

做法：将以上药物洗净，加水煎煮约15分钟，去渣取汁，加入适量冰糖调味。

用法：伏天代茶饮用。10~14岁以下孩子可以去掉金银花。

功效：此方为古代用于治疗暑热病症的名方"清络饮"，可以清除侵入人体经脉血络中的热邪，故而得名。

| 清暑肉 |

食材：带皮的猪瘦肉或五花肉150克，甜面酱适量，大米粉50克，姜、葱各5克，白糖适量，酱油、料酒各适量，鲜荷叶2张。

做法：

1. 先把肉清洗干净，切成片；葱、姜分别切丝，与白糖、料酒、酱油、甜面酱一起调成酱汁。

2. 把切好的肉片放到酱汁中腌制约30分钟，等肉颜色变红即可。

3. 将荷叶洗净，剪成大小适宜的块状，用荷叶包裹肉片，再用棉线捆扎好，放入碗中，上锅蒸熟即可。

用法：每月1~3次。

功效：此菜既富有营养，又无油腻之感，再加上荷叶的清热功效，尤其适合脾胃虚弱、夏天食欲下降的孩子食用。

小暑——持续高温，防中暑、防空调病、防旧疾

小暑，初热的季节，"倏忽温风至，因循小暑来。"当你感到热风扑面时，江淮流域梅雨季节渐渐结束。预防中暑是小暑养护的关键，第二是防治空调病，第三是预防旧疾因感受寒冷的刺激而复发。

预防"室内"中暑

我们在门诊遇到过因"晒太阳"而中暑伤阴的孩子，这主要是由于对空调使用的"矫枉过正"，或者是室内温度过低，外出时体温不能及时调节所致。通过很多前辈的科普，这种现象目前已得到了明显缓解。其实当室内或车内温度较高、通风性能较差、湿度过高时，孩子也可能发生"室内"中暑，多见于4、5岁以内的孩子，多是由于神经系统发育不完善所致。

那么，家长如何判断呢？

·典型症状：发热，体温可达38~39℃，甚至41℃。

·伴随症状：烦躁、头痛、头晕、息粗气喘、面赤、胸闷、恶心呕吐、剧烈腹痛或头痛、精神疲惫、嗜睡、气短乏力等。更严重者会出现冷汗淋漓、四肢厥冷、神志不清、四肢抽搐，甚至咳血、皮下出血等症状。

·急救方法：学龄儿童可能会发生由于太阳直射而产生的中暑，发现时已经昏迷，喊名字没有反应，此时必须急救。

首先，将孩子移到凉爽通风的地方，平卧休息，头偏向一侧，防止其将呕吐物吸入气管，解开衣扣、裤带，周围人不要过多。

其次，在太阳穴上涂清凉油、十滴水等，同时喝淡盐水或者凉茶以补充体内丢失的水分（由于配方多为地方特色，此处不再赘述）。

再次，如果高热，用凉水或75%酒精浸湿毛巾全身擦浴，尤其是大血管多的地方，如腋下、手心、后背、颈部、前额，切记不可擦拭腹部和心脏部位。在做物理降温时，可以配合按摩四肢及躯干皮肤、肌肉，防止周围血管收缩及血液瘀滞，此方法可以促进血液循环、加速散热。

最后，采取上述措施的时候可以每隔10分钟测量1次体温。

一般在第二步的时候，孩子就会得到缓解，如果没有缓解甚至体温不降反升，或者不能饮水等，必须前往儿科急诊。

·预防措施：

1.避免太阳直射。

2.适度降低室内温度，包括使用空调和电风扇，一般以26℃为宜，不可过低。

3.室内一定要通风，保持新鲜空气的流入。

4.室内湿度适宜，根据孩子自身情况调整，一般高于30%，低于80%。

防止空调病

这一点关键在于家长的防护意识。室内温度在26℃左右，通风即可。孩子和宝爸对热度比较敏感，稍微参考一下妈妈的舒适度，基本上就是最佳温度，26℃上下浮动1~2℃。

预防旧病复发

对于学龄儿童，尤其是12~16岁之间的孩子，各项生理指标越来越接近成人，一些疾病，比如过敏性鼻炎、过敏性哮喘、痛经、头痛等，会反复发作。这是因为小暑气候炎热，孩子容易贪食寒凉食物，再整日待在空调房里，就会诱发身体内停留的寒湿发作。中医对类似的问题有相关的治疗原则和方法，家长要做的是及时就医，积极治疗，切忌忽视或自行服药。

在配合治疗的基础上，我们分享2组4个穴位，分别是翳风穴（双侧），风池穴（双侧），有助于祛风除湿。家长可以给孩子揉按，原则上只要囟门闭合，都可以使用。6~8岁以下的孩子，可以请专业医生操作。

· **翳风穴**：位于颈部，耳垂后方，乳突下端前方凹陷中。
· **风池穴**：位于后颈部，后头骨下，两条大筋外缘陷窝中，相当于耳垂齐平。

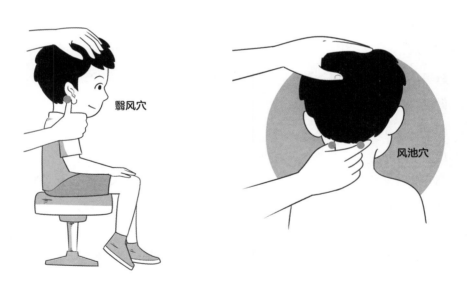

翳风穴

风池穴

大暑——暑湿泛滥，防情绪中暑，健脾养阴

大暑是一年当中的第十二个节气，时值中伏前后，暑湿泛滥，这一阶段孩子比较容易出现情绪中暑。家长可以从以下两个方面入手，和孩子一起度过炎热的伏天。

适量运动

伏天要不要运动？一定要。为什么？孩子的天性就是活泼好动，一个不愿意活动的孩子就如同打蔫的花朵，但伏天运动有讲究。

首先，要选择早晚运动，绿化较好的公园。

其次，轮滑、捉迷藏、乒乓球等活动均可，以孩子个人感觉为主，即运动后出汗感觉很舒服，就达到了孩子的最佳运动量。

再次，备好白开水、纸巾等，及时补水、擦汗。

饮食与原则

夏日炎炎，来一碗绿豆汤是极好的。中医认为，绿豆性凉、味甘，可以消暑止渴。比如著名方剂"三豆饮"中的其中一味就是绿豆，治疗小儿夏季热的效果就很好。

| 三豆饮 |

食材：白扁豆、绿豆、黑豆，也可以在医生指导下加入其他中药。

做法：三豆一起煮汤食用。

用法：每日1剂。

功效：可治疗小儿夏季热，症见发热（体温达到38.5℃以上）、形体瘦弱、面色萎黄、皮肤灼热无汗、躁扰不宁、烦渴多饮、食欲不振、舌红少津等。三豆性味甘淡，健脾益胃，且含有蛋白质及多种维生素，口感不错，既可发挥"食疗"的作用，又能减轻患儿吃药之苦。

不过，阳虚、气虚、阴虚体质的孩子，不能过量喝绿豆汤，甚至不能喝。

海舒医生说

经常有宝妈来门诊咨询，绿豆能代替汤药吗？当然不能。绿豆的功效不能够与汤剂相比，药食同源的食品不能替代药品。

·身体虚寒或脾胃虚寒的孩子过多摄入的话，则会导致阴寒更甚而出现畏寒肢冷、腹痛腹泻等症状。

·阴虚者亦不宜食用绿豆，因其寒性更易伤阴液，致使虚火旺盛而出现口角糜烂、牙龈肿痛等。

秋季润肺，温脾胃

秋季，天气由炎热向寒冷过度，一棵幼苗要"入仓"过冬，更要照顾好孩子的脾胃，以便来年更好地成长。而养好脾胃，既要"醒脾"，也要保护胃口。但是，秋季的自然界变化会对人体气机产生一些不利影响，尤其是肺，会影响脾胃的功能，进而影响消化吸收。所以，秋季要润肺养脾，这样才能让孩子顺利度过"多事之秋"。

立秋——天气转凉，润肺养脾防腹泻

晒秋，是江西、安徽等省山区的独特风景，这些地方又是聚集了诸多医家的文化福地。晒秋就是利用房前屋后及自家窗台、屋顶等地晾晒玉米、辣椒、各种瓜果等农作物，五彩斑斓，是中国最美符号。

那么，"晒秋"和孩子有什么关系呢？我们知道，将蔬菜、粮食吹干水分，有利于储藏。对孩子来说，去掉暑湿之气，也是利于孩子平安过冬的一个健康原则。由于秋天自身的特点，很容易导致孩子出现干燥症状。所以，这一阶段的养护，重点在于去掉孩子体内的湿气，同时保护并生成新的津液。家长可以从饮食、适应环境、运动、防病这4个主要方面进行防护。

立秋饮食宜滋而不腻，润而不燥

立秋的孩子饮食可遵循以下几个原则。

1.多吃润肺之品：常见的润肺明星，都是我们耳熟能详的食物，如大米、芝麻、糯米、蜂蜜、枇杷、梨、柚、芦根、菠萝、乳品等。

2.多选择豆类食物，如黄豆、黑豆、豆腐等。

3.少吃油腻食物，少食辛辣、烧烤等伤胃的食物。

需要提醒家长注意的是，立秋之后大量瓜果上市，孩子过量食用的话，容易引发胃、肠道疾患。因此，脾胃虚寒的孩子不宜过多食用。

【病例】宁宁，4岁。每到夏秋的季节转变，一定大病一场，发热，咳嗽，反复发作。而且是干咳，还有一次是咳痰，伴有一丝丝的红色，疑似咳痰带红血丝。好在经过检查，是局部黏膜过于干燥造成的。每次发作几乎都是因为吃多了。

宁宁是典型的心火亢盛证型，脾气很火爆，舌头红，容易口臭，大便干燥。这个阶段，非常适合润燥生津。常规的办法就是多吃蔬菜，多吃水果。小习惯，大学问，蔬菜不仅有绿叶菜，还有胡萝卜、冬瓜、莲藕、豆角、玉米等。这个时候对于脾胃的保养，就是为冬季御寒做准备。

秋季是一个又热又冷的季节，秋老虎的余热和寒冬的前奏，都是惹不起的。不过有经验的祖先给我们留下了很好的吃饭经验。秋季可以适当多吃些发酵的食物，比如上海醪糟、老北京酸奶，等等。河南老乡喜欢蒸拌菜，比如蒸茄子、蘑菇等，很适合顾护胃气。此外，有汤水的菜品，如炖菜，也适合孩子养胃。松软的食材既能保持原味，又能呵护脾胃。

此外，发酵食品也特别适合作为正餐，出现在孩子的餐桌上。

| 胡萝卜发面饼 |

食材：胡萝卜1根，玉米面或小米面500克（粗粮不超过1/5），蒜泥、盐、酵母、香油、香葱各适量。

做法：

1. 香葱择洗干净，切葱花；胡萝卜洗净，切细丝。

2. 将胡萝卜丝拌入发酵好的玉米面或小米面中，按需要分成小剂子，擀面成饼。

3. 将蒜泥、盐、香油拌匀刷在饼上，撒上香葱花，上屉大火蒸20分钟，取出后冷却。

用法：每周3~5次。胡萝卜也可以换成其他蔬菜，如南瓜、土豆、山药、板栗等。

功效：鲜香开胃。

秋天不宜吃发散的食物，比如葱姜蒜、辣椒等辛辣的调料。有的家长会问，葱姜蒜，从南到北，这不是常见的调料吗？这也不能吃，难道不是挑食吗？

这不是挑食。这是由孩子体质决定的。有的孩子体质是偏阴虚的，比较容易出现盗汗、心烦口干、手足发热，大一些的孩子可能出现少白头，甚至更严重的有牙齿松动等症状。人体某一方面不足，一定会有天然的趋利避害机制以自保，所以这类孩子不喜欢吃发散的葱姜蒜，或者辣椒。当然事事有例外，这需要根据个体情况由医生判断。

适应环境，及时增减衣物

立秋过后，早晚温差明显，对于孩子来讲，如果厚衣服添加过早，容易出现肺燥咳嗽；而不及时添加衣物，则容易感冒，甚至诱发鼻炎、气管炎等。

适量运动

秋季气温宜人，最宜运动。运动锻炼对于过敏性鼻炎、脾胃虚弱等身体状况不在最佳状态的孩子来说，尤其适合。秋季是幼儿入园的季节，容易出现分离焦虑，而运动锻炼也是一种让孩子缓解悲伤情绪的方法。

防腹泻

秋天是孩子容易发生腹泻的季节，原因主要有三个：一是瓜果梨桃等水果进入孩子的碗里来；二是夏季炎热，影响食欲，寒凉食品吃得较多，内伤寒凉；三是天气转冷，外界气候寒凉，孩子肚子着凉。

【病例】昊昊，5岁，夏秋之交，转眼就要成长为小学童。最近两周尿床五六次，前往门诊，诊查后排除器质性疾病。医生根据"察颜观色"，发现昊昊舌苔白色，齿痕明显。询问家长得知，昊昊怕冷并不明显，偶有肚子痛，特别喜欢从冰箱里拿东西吃，喜欢喝冷水，经常有口气，腹泻和便秘交替出现。

昊昊明显是因为寒凉食物吃得过多导致的脾胃损伤，建议治疗与护理并用，具体方法如下。

家庭护理

改善生活习惯，少吃寒凉食物，注意保暖。

为消食化积，家里可常备大山楂丸，若孩子出现口气，可以每日吃3丸，一般吃一周左右即可，或者在医生指导下确定疗程。

推拿

家长需掌握适用于孩子的推拿方法，以捏脊为主（具体方法见"雨水"一节），然后配合以下手法★：

下推七节骨

【位置】位于腰骶正中，命门至尾骨端成一直线。

【操作】小儿俯卧，家长用拇指指腹或食指、中指并拢，推揉七节骨，向上推，可温阳止泻，并可治疗脱肛；向下推，可治疗实性便秘等症。推按3分钟。

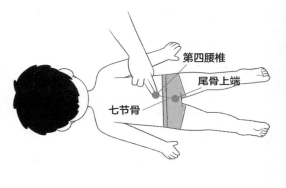

分推腹阴阳

【位置】两肋弓边缘。

【操作】孩子仰卧，家长以双手拇指沿孩子肋弓边缘，或自中脘至脐，向两旁分推。主治腹痛、腹胀、消化不良、恶心呕吐等。推按5分钟。

顺摩腹

【位置】下腹部，肚脐周围。

【操作】孩子仰卧，家长用掌心摩揉孩子腹部，一

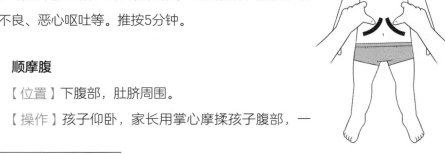

★ 资料来源：廖品东主编.《小儿推拿学》

44

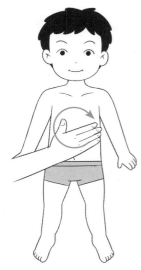

般采用顺时针的方式，使大便沿升结肠、横结肠、降结肠的方向运动。坚持操作会有意想不到的结果，成人也是。按揉5分钟。

掐揉四横纹

【位置】在手掌面，食指、中指、无名指和小指第1指间关节横纹处，是常用的消积穴位之一，也是民间挑疳的部位之一。

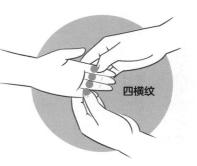

四横纹

【操作】家长用拇指指甲依次掐揉孩子的四横纹，掐一次、揉三次为掐揉一次。掐揉5分钟。

处暑——暑湿交替，保证睡眠、防疾病

孩子过了3岁，要被送到幼儿园或者学校，可能会有分离焦虑的现象出现。加之这个季节暑湿交替，孩子比较容易出现腹泻、感冒、过敏性鼻炎、皮炎等问题，家长一定要当心。

【病例】聪聪是一个4岁的活泼孩子，最近总是哭闹烦躁，食欲差，白天无精打采，晚间精力充沛，搞得全家头痛，马上就要回幼儿园了，怎么办？

经过仔细询问，聪聪幼儿园一直是睡午觉的，放假后玩得太嗨，逐渐省略了午睡。

对于像聪聪这种情况的孩子，家长该怎么做呢？

保证睡眠防疲劳

自然界的变化对人体健康是有影响的。中医认为，我们要顺应季节特点调整日常起居，孩子也一样。处暑是暑气结束的时节，是由热转凉的交替时期，照顾孩子的人，要特别注意孩子的睡眠。

体内各器官的功能在夜间0~4点降至最低，人体交感神经则在中午12~13点最

疲劳，前者包括子时，后者在午时，所以在以上两个时间点休息，也就是我们常说的子午觉，对恢复体力最为重要。孩子的神经系统还有待完善，所以不能像成年人一样熬夜，当下很多家长与孩子一起玩耍，很容易忘记时间，不利于孩子养成良好的睡眠习惯。

衣物适度防受寒

天气热，人们要么找地儿避暑，要么开空调，毕竟我们没有山洞可以去。开空调的温度不宜低于26℃，以免室内外温差过大。

处暑节气过后，天气渐凉，早晚温差大，容易导致人们"乱穿衣"。孩子调节体温的能力尚待完善，这就要求家长更要贴心，像背心、坎肩等这些能够保护关键部位的衣物可以多备一些，以便换洗。

茶饮防秋燥

这里的茶饮，并不是让孩子喝茶，而是选择一些具有润肺作用的食品代茶饮，像喝茶一样。比如孩子出现皮肤干涩、鼻腔干燥、口燥咽干等症状，可用百合、梨等滋阴润燥的食物，煮熟后代茶饮；还可以饮用萝卜茶，即将白萝卜切片煮水喝，具有解暑开胃生津之效。重点在于饮用的方法，每次喝热饮，像喝茶水一样频繁，随时随地。

饮食卫生防疾病

秋天是胃肠道传染病、疟疾、流行性乙型脑炎的多发季节，这些疾病与饮食及外界环境的关系非常密切，一定要预防，避免"病从口入"，减少蚊虫叮咬。家长可以给孩子使用我们的防蚊香囊，能减少发病机会。

调畅情绪防忧伤

进入秋天，我们反复强调对孩子情绪的调整，这里想跟大家分享一个理念，就是照顾孩子的成年人也要照顾好自己的情绪，因为家长的情绪会直接影响孩子。照顾好自己，才能照顾别人。如果坐月子与秋天叠加，宝爸宝妈一定要特别注意预防产后抑郁，这个关系到家庭幸福。

白露——早晚温差大，秋冻适宜防感冒

白露养生，重点在"肺"。

【病例】芳芳来自美丽的湖南，由于父母工作变动，搬到了北京。白露时节，没有了蚊子的困扰，芳芳白白的手臂跟莲藕似的，惹得邻居90后的阿姨们纷纷跟芳芳妈"取经"。芳芳已然成了小区的公主，漂亮的公主裙随风飘扬。北京的秋风真没给小公主面子，芳芳经常流鼻涕，小脸更加白了，依然穿着公主裙到处跑，要不是邻居及时发现她手凉头热，叮嘱芳芳妈送医院，要不然真的很难办。

春捂秋冻不对吗？孩子不是火力旺盛吗？不是可以少穿吗？对，关键是掌握好"度"。有的家长自己穿得很暖和，但是不给孩子穿袜子，还露着小肚皮，然后抱着感冒发烧或者腹泻的孩子来门诊咨询，为什么？说好的春捂秋冻呢？秋冻，一定要视当时的温度而定，根据孩子自身的健康状况而定，这样才能避免孩子感冒生病。

秋冻要适度

白露是秋季的第3个节气，天气的暖意渐渐消退，南北方的白露，温度上有差异：北方的白露，由于昼夜温差大，地表有可能会接近或低于零度，而南方可能是低于20℃。白露之后，早晚温差更加明显，要添加保暖的衣被，比如纯棉的衣物，南方北方都有一个好习惯，就是给孩子穿背心，外套反而不是很厚。

南北温度有差异，只要根据温度给孩子适度添加衣物即可。能够被冻的部位，也仅限于头部和手，腹部、背部、脚踝以及脚部都需要常规保暖，如果这些部位挨冻，感冒，甚至是气管炎早晚会出现。比如孩子待在室内，不加衣物，如果有明显的不适感，可以及时添加衣物，以内衣为主，外套不必过厚。

如果以往有过敏性鼻炎、反复感冒的孩子，不适合"秋冻"。

重点防感冒

白露预防感冒是孩子和家长的必修课。为什么要防止感冒呢？我们先来看看孩子感冒的特点。

·往往发热较快、较重，临床以热证居多。

·孩子脾胃多不足，感冒之后易影响消化机能，多伴有厌食、吐、泻等症。

·孩子肺脏多娇嫩，邪气不是单独入侵，往往还有"帮凶"，比如易夹痰、变喘、涕泪多见。

·孩子脏腑功能尚未协调，体属纯阳，感冒之后易兼惊风抽搐。

上述特点说明，绝不能将小儿感冒与成人感冒相等同，临床应早治疗，防变证、兼证。那要怎么预防小儿感冒呢？家长可采用推拿和运动的方法来保护孩子的免疫力。

推拿

开天门，推眉弓，运太阳，掐风池★。

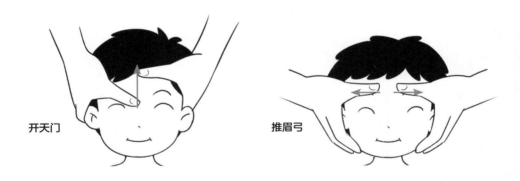

开天门　　　　　　　　　　　推眉弓

开天门

【位置】两眉中（印堂）至前发际成一直线。

【操作】两拇指交替自下向上推。3~5分钟。

推眉弓

【位置】眉弓。

【操作】孩子取仰卧位，医者站于头前以手拇、食指置眉弓印堂穴，将该处的皮肤轻轻拿起。提5~10次。

★ 资料来源：廖品东主编.《小儿推拿学》

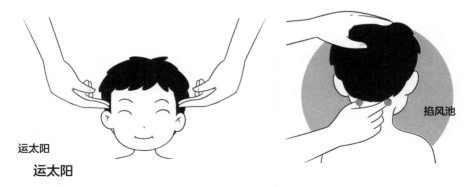

运太阳

运太阳

【位置】眉梢与眼外角中间，向后约一寸凹陷处。

【操作】用拇指或食、中指指端在穴位上做由此及彼的弧形或环形运动。50次。

掐风池

【位置】后发际下大筋外侧凹陷处。

【操作】可点、揉 、拿、擦等。点5~10次，揉、拿30次，擦50次。

运动

·学龄前儿童：参与度最高的几个运动项目往往是散步、滑板、轮滑、跑步、自行车、舞蹈。

·上学之后：孩子的体能往往会得到明显的提升，比如跳绳、体操、足球、篮球、爬山、武术、跳远、棒球、骑马等活动逐渐多起来，可以根据孩子的喜好，选择一两项作为终身的爱好，坚持下去。

截至本书完成之际，尚没有得到中国儿童的推荐运动数据，参考《加拿大幼儿身体活动指南》以及第二版《美国运动指南》，对6岁以下儿童没有明确量化关键指导标准，小于5岁的学龄前儿童推荐每天进行3小时各种强度的活动，6~17岁的儿童和青少年每天应进行60分钟以上中等至剧烈的体育活动。

秋分——万物凋零，润秋燥、防过敏

秋分，是过敏性鼻炎、过敏性哮喘、过敏性皮炎的初始时期。这个时候，无论是孩子还是家长，身体都在适应季节变化，容易出现身体不适的情况。长期、反复出现过敏性鼻炎的孩子，往往是有家族史的，更要尽早预防。

那么，过敏性疾病为什么容易发生在秋天呢？

"秋"，《说文解字》中说："禾谷熟也。""其时万物皆老，而莫贵于禾谷……"《月令七十二候集解》中称："秋，揪也，物于此而揪敛也。"暑热已过，凉爽即将到来，意味着秋天的开始。此时大部分作物已经过了最繁茂的生长期，逐渐走向凋零。

不过，自然界的"凋零"，与人体"正气"是不同的，后者只是变弱。虽然正常的变弱只是为了保存实力，但是有一部分人群平时即"正气不足"，在整体变弱的时候，就低于了常规水平。

中医认为，肺与秋天相对应，肺开窍于鼻，且为娇脏、不耐寒热，外界寒热变化易引起呼吸道及鼻的病变，尤其不耐受燥邪。所以秋天干燥，就容易出现鼻腔干燥痒痛、咳嗽、皮肤干燥瘙痒等问题，这些都是与"肺"本身以及它的功能相关的证候。

而秋分时节，气温早晚凉，日夜温差大，如果孩子正气不足，就更易引起呼吸道病变，如支气管炎、支气管哮喘、过敏性鼻炎等。那么这种情况怎么处理呢？很简单。有症状看医生，在症状出现前预防。治理养护肺以及肺气，是这个季节的关键点。

进行过敏原检测

支气管哮喘、鼻炎的发作多与过敏反应有关，家长可以带孩子检查过敏原，避免与过敏原接触。

那么如何看待检查结果呢？很多过敏，还是因为身体抵抗力或者说是正气不足导致的，大多数还是能调整的。对于不能调整的，比如对青霉素的过敏，我们将它归入"特禀质"，需要格外注意。总之，过敏原检测报告，只是一个报告结果，临床如何诊断，如何防护，需要医生进行判断。

调整饮食

秋分时节昼夜等长，所以有过敏性疾病的孩子，要本着平衡、调和阴阳的原则，进行饮食调养。

阴气不足、阳气有余(如急躁易怒、面红目赤、声高气粗、口渴喜饮、舌红苔少)的孩子，应忌食大热峻补之品。

痰湿体质(如身体困重、头昏如裹、痰多、食欲不振、舌苔厚腻)的孩子要忌食油腻。

胃寒的孩子要忌食生冷。

患有过敏性疾病的孩子要忌食虾、蟹等海产品。

此外，为防止秋燥，这个时期可适当多选用些清润、温润的食品。清润之品指的是具有清热润燥功效的食物或中药材，在清理肺热的同时又可以润肺，如雪梨、甘蔗、百合、银耳、蜂蜜等都是清润佳品；温润之品指的是具有驱寒润肺功效的食物或中药材，如芝麻、核桃仁、杏仁、板栗等。

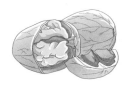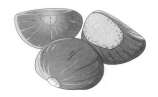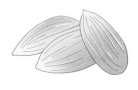

平时可均衡地选用这些食品，但如果有发热重、心烦口渴、干咳、咽干等温燥症状，要多选清润的食品；而有发热轻、怕冷、不渴、干咳等凉燥的症状，当然要多选用有温润作用的食品，如板栗粥、芝麻粥等。

食物与药物相比，治疗作用并不是它的优势，然而饮食可以使影响体质的不利因素向着有利的方向发展，这个功效是药物不能达到的。二者可以在医生的指导下优势互补，趋利避害。

寒露——天气转冷，保暖，保脾，保肺

《月令七十二候集解》中说："九月节，露气寒冷，将凝结也。"意思是说到了寒露，气温已经达到了冰点上下，马上就要凝结成冰霜了。

寒露到来，万物凋零，气温由热转寒，自然界阳气渐退，阴气渐生，表现为草木凋零。人的生理活动也一样，随着气温不断降低，干冷的空气通过鼻腔进入肺脏，如果鼻腔、咽喉等器官的防御能力不佳，势必会让人觉得不那么舒服，喉咙干

痒，发展为凉燥，症状与感冒类似，比如发热、怕冷、头痛、流鼻涕、打喷嚏，但是咳嗽明显，嗓子干痒痛，无痰，这些刺激引发了阵咳。

很多家长觉得，自家孩子结束了春天的过敏性鼻炎，夏天的腹泻也才刚刚好，怎么又开始咳嗽了呢？做家长太难了。

孩子可以保养，但不是补养，除非是有特别需求的，必须在医生指导下治疗。深秋时节的保养，主要是三保：保暖、保脾、保肺。

霜降——持续降温，防寒保暖，睡眠充足

《月令七十二候集解》中说："九月中，气肃而凝，露结为霜矣。"霜降是秋季最后一个节气，早晚温差加大，人体的气血阴阳也随之发生变化。此时节，如果保养得当，可为顺利度过冬季打下基础。那么家有儿童，这段时间要格外注意哪些方面的养护呢？

衣

"春捂秋冻"虽然是一句健康谚语，不过使用起来要注意外界温度的变化，在寒露、霜降之后，整体来讲是添加衣物的趋势。

足腹不热，安全过冬，这是不可能的。秋天没打好基础，基本没办法从秋天平安地过渡到冬天，发烧、咳嗽等症状就会不断出现，所以要及时给孩子添加衣物，特别推荐棉质的背心、棉质袜子，以重点保护腹部和足部，鞋子保暖和舒适即可。

食

食物对于孩子的保护，就像哈利波特的隐身斗篷。斗篷选得好，就可以免于反复感冒，少被外邪侵袭。

霜降养生，暖暖的汤羹少不了，温暖身体的同时，也滋养着脾肺。换个角度，这个阶段的水果，适合热吃。比如银耳、百合、雪梨、荸荠、莲藕、白萝卜等，可以根据孩子喜好随意搭配，炖成汤，可甜可咸，也是非常好的养阴、润肺、健脾之品。

寒冷的时候，人们总是想吃火锅、麻辣烫等火辣辣的食物。孩子也不例外，热、辣刺激着味蕾，温暖着胃肠，仿佛拥有了抵御严寒的超能力。但是，燥为秋季

主气，少雨多风，过多地食用辛辣食物容易耗伤津液，出现口干舌燥、皮肤干燥、干咳少痰、皮肤干痒痛、大便秘结等情况。所以，寒冷的时候偶尔吃一点辛辣的食物没问题，但是一定要避免过多进食辛辣，同时也要注意水分的补充。南北方的气候差异，直接决定吃辣椒之后的舒适度，所以南方的孩子不需要纠结。下面给大家推荐一款润燥粥品。

| 梨粥 |

食材：梨2个，大米100克。

做法：

1. 梨洗净，连皮带核切碎。
2. 大米洗净，加水煮成粥，加入切碎的梨，煮沸即可。

用法：按需取食。

功效：梨具有良好的润燥作用，用于煮粥，可以缓解秋燥有热的咳嗽，可作为秋令常食的保健食品。

住

孩子的居住环境应尽可能远离寒冷、潮湿、嘈杂等不利因素。

保持房间适宜的湿度与温度，有助于睡眠的质量。如果孩子睡眠长期受影响，影响最大的是发育，包括身体健康与心理健康。

曾有研究表明，住在主干道100米以内区域的婴儿，患上呼吸系统疾病的可能性比其他地区的婴儿要高。

行

秋季最适合的健身运动就是登高远足。孩子也有自己的好恶，也会有自己的情感世界，他们在游戏当中建立规则，认识世界。秋季登高，是一种情志疗法。多带孩子参加户外活动，有利于肺气升降，同时也有利于脾胃健康。

冬季固肾，补脾胃

冬季，中国文化认为这是一个闭藏的季节。天地闭藏，好的养护方式是趋暖避寒，孩子尤其要保暖，晒太阳，"逆之肾伤。"什么叫作肾伤？无论孩子还是成人，简单理解，就是伤害或减弱了机体自身的修复能力，比如小儿哮证，包含哮喘等疾病。肾与脾（包括胃），分别代表了人体禀受的父母之精和源于饮食的精微，二者满足人体的基本生长、发育，所以无论是哪种体质，冬季都是顾护身体、调补脾胃的好时机。

立冬——气温骤降，保暖护阳勤锻炼

草木凋零，蛰虫休眠。立冬啦，万物活动趋向休止。入了仓的谷子，最重要的信念就是迎接明年的生根发芽。这里一并讲讲各种体质在立冬的防护特点。

起居：早卧晚起，必待日光

立冬，养精蓄锐的季节，没有之一。孩子早睡晚起本来比较常见，当下很多家长熬夜，带着孩子一起睡眠不足，如果是发生在冬天，就会影响第二年一整年的生长发育，所以建议不要带孩子一起熬夜。

进补：孩子进补，慎之又慎

立冬是进补的好时节。立冬这天，北方人习惯吃饺子，南方人喜欢煲各种汤品，无论哪种形式，进食的食物都属温热补益之品，可以起到御寒、强身健体的作用。这其实是遵循了"秋冬养阴"和"寒者温之"的原则。但由于我国幅员辽阔，所以南北各地的养生方式亦有不同：长江以北地区天气寒冷，宜进补温热的牛肉、羊肉等；长江以南地区气温要温和一些，宜进补鸡肉、猪肉等；山区高原地带气候偏燥，应以甘润生津的果蔬为宜，食之有度即可。

初入冬天，孩子容易便秘，主要是供暖后房间干燥、运动减少、肉食过多造成的。所以，保持孩子大便通畅，是入冬后首要的事情。家长可以根据原因，让孩子在饮食上远离"三白"，亲近"三黑"。"三白"指的是糖、盐、油；"三黑"指的是黑芝麻、蘑菇、黑米。

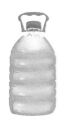 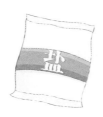 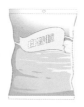 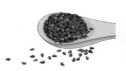

海舒医生说

　　羊肉、牛肉等肉类食物，确实有滋补脾胃、温肾补阳的效果，但是也容易造成食积，所以，建议尽量少选择烧烤而以炖煮的烹调方式为主。粥汤类如山药粥、板栗粥等，都有很好的滋补之效。水果可选苹果、甘蔗、橙子等应季水果，但要少吃生性寒凉的水果，比如荸荠、梨、香蕉等。

锻炼：选好场地，时间宜在日出后

　　冬季坚持锻炼，可减少感冒等疾病的发生，尤其有益于过敏体质的孩子。

　　冬季空气的洁净度差，尤其是上午9点以前和下午5点以后比较严重，建议避开污染严重的时间段。

　　冬季晨起，室外气温低，带孩子进行户外锻炼时，要适当穿得暖和些，戴上帽子和手套。待身体温和后，再脱掉帽子和手套进行锻炼。脱掉帽子时要谨慎，如果户外风比较大，不建议在出汗时脱掉帽子。

　　室外锻炼时，要选择向阳、避风、安全的场地。

　　大风、大寒、大雾天，可停止室外锻炼。

小雪——天气寒冷，早睡晚起，劳逸结合

　　《群芳谱》中说："小雪气寒而将雪矣，地寒未甚而雪未大也。"小雪的天气寒冷，只是没有达到极致，雪量不大，仅是小雪，此后天地闭塞而逐渐转入严寒的季节。

冬天根苗防护的重要措施之一是防止烂根，人体也一样。对于成长中的孩子来讲，小雪时节还可以有适度的户外运动。为什么讲适度呢？因为过度的体育运动或者过度的玩耍（比如玩游戏），很可能会对孩子闭藏的精气造成负面影响，比如容易注意力不集中。

那么，孩子们如何在家长的帮助下从适应寒冷而转入闭藏呢？

早睡晚起，睡眠充足

小雪后的起居应是早睡晚起，夜晚休息时间不应超过10点，以保证充足的睡眠。如果睡眠不足，或者太晚入睡，会导致孩子的免疫力下降而生病，对于学龄期儿童，还会影响其学习能力。

除了保证规律的作息时间外，一旦遇到疾病，比如感冒，也可以通过增加睡眠来加速痊愈。家长要做的是，在孩子熟睡时观察其呼吸状况，如果鼻翼煽动，高热不退，务必及时就医。

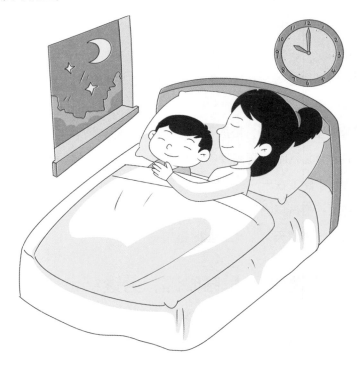

劳逸结合

孩子一出生，家长就不想让他输在起跑线上，若用各种各样的课外活动挤占了运动和睡眠的时间，这对孩子的生长发育是很不利的。所以，建议家长给孩子设立的目标一定要合理，合理利用时间，提高效率，给孩子留足运动和睡眠的时间。如果不得不挤占，必须有补救措施，比如补觉，中午午睡20~30分钟。如果伴有头晕、乏力等症状，请及时就医。

大雪——持续降温，防寒护阳防感染性疾病

大雪，意味着已经进入冬天最冷的时候，此时更应该注意给孩子防寒保暖，保护正气不受损伤，保护抵抗力以便来年健康。不过在防寒的同时，还要适当地考虑滋阴润燥。为什么呢？比如，南方有地热，北方有暖气，多数情况下室内温度能达到24~28℃左右，孩子又活泼好动，比较容易出汗。如果一味地注意保暖，可能会出现口干、便秘、口臭、小便黄等"上火"的症状，容易诱发感冒、消化不良等健康问题。所以，建议家长从以下几个方面养护孩子。

饮食调理

荤素搭配。大雪节气，羊肉、牛肉等可补充身体元气并增加身体御寒能力，自然是不错的选择，但对于孩子来讲，还需注意荤素搭配，鲜肉与果蔬并存，既能滋阴润燥，又能固护阳气。如果孩子摄入肉食较多，可让他吃些山楂，山楂是消积化滞的首选食材，能够消导米面、肉食、油腻等各种积滞。家长还可以根据孩子喜爱，利用山楂帮助孩子建立良好的饮食习惯。

补充维生素。寒冷的气候会加快人体内的氧化功能，维生素代谢也会发生明显改变，因而饮食中要注意补充各种维生素，尤其是维生素A和维生素C。以下食材供家长选择：百合、银耳、梨、柿子等水果；白菜、菠菜、柿子椒、茼蒿等新鲜蔬菜；鱼肉、虾肉、牛肉、羊肉、猪肉等肉类。

补水。少量多次喝白开水，可以适当加一些果汁，但不能代替白开水。家长也可以用上面的食材煮热粥给孩子喝，既能补水，营养也丰富。下面推荐两款适合此时的养生药膳粥。

生姜羊肉粥

食材：生姜15克，羊后腿肉200克，粳米100克，黄酒、盐、香菜、胡椒粉各适量。

做法：

1. 生姜切片备用；羊后腿肉洗净、切片焯水后备用。

2. 在砂锅中放少许油，放入姜片煸出香味，再倒入黄酒（3岁以内的孩子可以不放），放入羊肉片炒拌均匀后，倒入适量清水，用大火烧开后撇去浮沫，改换文火炖至羊肉熟烂。

3. 最后，依据个人口味放入盐、香菜、胡椒粉调味。

4. 白粥煮好，加入羊肉汤，再煮沸一下，即可。

用法：每周食用1~3次。

功效：祛寒补血。

芝麻核桃仁粥

食材：黑芝麻、小米、黑米各50克，核桃仁30克，红枣10个，红糖适量。

做法：

1. 将黑芝麻炒熟后碾成粉末状，红枣去核。

2. 将黑芝麻末、核桃仁、去核的红枣、小米、黑米一起放入砂锅中，加水熬粥，再依据个人口味调入红糖即可食用。

用法：每周1~3次。

功效：健脾固精。

适量运动

大雪节气，运动时注意循序渐进，而且在运动前要充分做好热身运动。

运动不宜太过剧烈，以温暖全身或有微汗为宜，应避免大汗淋漓。

快走、踢毽子、冰爬犁等运动都是不错的选择。

运动时间应选在每天的9点以后，避开大风、雾霾天气。

保暖防病

大雪时节，家长应根据温度，给孩子调整衣物，恰到好处地防寒。同时要注意防止流行性疾病的发生，如伤风感冒、气管炎、结膜炎、流感等。开窗通风非常有必要，勤洗手，勤打扫，不仅可以保证孩子身体健康，还可以保证全家有一个健康的环境。

冬至——开始数九，温补脾肾，加强运动

冬至，家有孩子，家长做好防护了吗？越来越冷的季节，家长要怎么做，才能保障孩子来年春天有一个好身体呢？下面就一起来看看吧。

饮食调养

《汉书》记载："冬至阳气起…故贺……"人们对待冬至，是庆祝新一年的到来。养生要有仪式感，所以，冬至这一天逐渐形成了独特的时令美食，诸如饺子、馄饨、汤圆、羊肉汤等。

从中医角度讲，平时比较怕冷的孩子，不妨吃些蒜黄鸡蛋馅、胡萝卜羊肉馅、香菜肉馅、虾仁三鲜馅的饺子，有助于温补气血，增加热量，温暖四肢，促进睡眠，为来年健康做好"能量"储备。除此之外，滋润也不可少，具体方法见"大雪"一节。

此外，还有一道冬至日的首选菜肴——羊肉炖白萝卜。中医认为，羊肉，甘、温，入脾、肾经，既能御风寒，又可补身体，对一切虚状均有治疗和补益效果，最适宜冬季食用，故被称为冬令补品。白萝卜的功效在冬季达到极致，又称"小人参"，其味甘辛、性凉，有下气定喘、止咳化痰、消食除胀、利大小便和清热解毒的功效，对患有急慢性气管炎或咳嗽痰多气喘者，有降气、化痰、平喘的作用。此外，白萝卜还可以搭配多种荤素食材，适合多种体质的孩子在冬天调养食用。

┃羊肉炖白萝卜┃

食材：白萝卜500克，羊肉250克，姜片、料酒、盐各适量。

做法：

1. 白萝卜、羊肉分别洗净、切块备用。

2.锅内放入适量清水，将羊肉入锅，开锅五六分钟后捞出羊肉，水倒掉，重新换水烧开后放入羊肉、姜片、料酒、盐炖煮。

3.羊肉炖至六成熟，放入白萝卜块，炖煮至熟即可。

用法：一般情况下隔周吃1次；体质较弱者每周吃1~2次。

功效：益气补虚，温中暖下。对腰膝酸软、困倦乏力、脾胃虚弱者更为适宜。

运动调养

进行主动运动

孩子精力充沛并不是坏事，家长也可以寻找一些主动运动，让孩子在白天将精力"耗费"掉★。

·0~1岁：追爬游戏

【参与人员】家长，儿童。

【具体方法】

1.先让孩子在前面爬，然后家长假装抓孩子，并配合语言说："快抓住你了，孩子快爬！"家长要及时给予孩子表扬和爱抚。

2.换成家长在前面爬，然后让孩子追，并用话语激励孩子说："孩子，快来抓妈妈（爸爸）！"速度不要过快，让孩子抓住。

·1~3岁：绕障碍跑圈圈

【参与人员】孩子。

【具体方法】

可以在室内放些垫子之类比较软的物品，或者放在专业场馆。在一定距离中设置不同的障碍物，孩子通过绕、跨、跳、钻、滚等方法通过障碍物，过程中会有一定的难度，但实用性较强，可以综合锻炼孩子的运动能力。

·3~6岁：移动类游戏

【参与人员】孩子，家长。

★ 资料来源：郑冬梅，梁学军等主编.《中国儿童肥胖的评估、治疗和预防指南》

家长可以让孩子帮忙整理家务，或者进行一些移动类游戏，比如动物爬行、跑跳等。每天身体的活动总时间可以达到180分钟，其中，中等强度的身体活动时间可以达到60分钟。

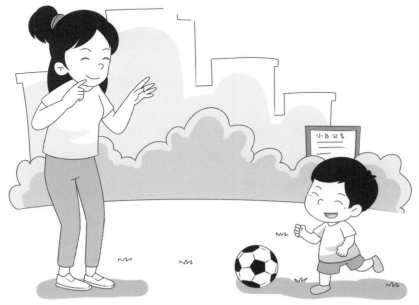

·6~18岁：

【 参与人员 】学龄儿童。

【 具体方法 】

对学龄儿童应安排好运动与学习的比例，既要保证学习，也要协调好运动，避免近视、肺活量不足、运动不协调等体育弱势，可以根据学校要求进行锻炼。

海舒医生说

冬季，孩子运动必不可少，家长应根据不同体质和实际情况，决定孩子的运动量。尽量将运动放置于白天进行，运动量的大小以不影响夜晚的睡眠为度。保暖与运动并不矛盾，孩子尤其不需要"猫冬"。

小寒——寒邪当令，御寒保暖，补充能量

小寒的温度继续下降，一年中最冷的时节已经临近，所以补充能量是这个阶段的重点。这一时期，除了身体健康，还要适当注意孩子的精神健康。身体健康在于摄入抗寒的食品，但不仅仅是高糖分、高盐分的各类糕点、糖果；精神健康则在于学会欣赏自然界的静谧。

饮食调养

适当增加蛋白质的摄入。依然要讲究荤素搭配；山楂制品不可少，可以帮助消化米、面、肉食积滞。

注意钙的摄入。除了吃一些钙含量高的乳制品，如热牛奶、酸奶以及奶酪，重点还是晒太阳，可以在室内隔着单层玻璃晒太阳，上午、下午各晒30分钟左右。天气、温度适宜的话，可以到户外运动。

烹调添加香辛料。花椒、茴香、葱、生姜、蒜之类的香辛食物，或多或少都有促进消化、促进血液循环的作用。

补充能量不等于补充热量。巧克力、黄油曲奇等高热量的甜品虽然可以补充能量，但也含有过量的食盐，可以在野外的情况下临时补充热量，但不适合给孩子作为正餐或者主食吃。

重点防治口角炎

小寒节气，预防小儿口角炎症，是一个健康重点。口角炎多发生于冬季，口角上有小泡，口唇周围有细小的裂口，覆盖着一层薄薄的干皮或者结痂，同时还伴有轻度的糜烂和水肿以及少量出血。有的孩子还会伴有唇炎，出现下唇轻微的肿胀、脱屑和色素沉着等现象。导致口角炎的原因主要有细菌感染、真菌感染、维生素B$_2$缺乏、过敏等。需要及时治疗并且纠正饮食习惯，注意个人卫生。

口角炎常规预防

保证面部清洁。饮食过后要及时将嘴唇、面部擦拭干净，对于3岁以内的孩子，要用纸巾或者纱布轻轻擦拭，如蜻蜓点水，不可用力或者反复擦拭，以免损伤皮肤。

如果有嘴唇皮肤粗糙、干裂等情况，可适量涂抹儿童护肤霜、儿童润唇膏等，保持皮肤滋润。

定时饮用白开水，及时纠正舔口唇、咬手指等不良习惯。

远离直接导致过敏的食物，同时配合中医调整体质。

如果是缺乏维生素B_2导致的，可给孩子吃些动物内脏、蛋、奶、大豆等B族维生素含量较高的食物，如有必要，可以在医生指导下服用维生素B_2。

如果上述方法依然不能阻止口角炎的发作，那么必须根据孩子的临床表现，进行治疗。

海舒医生说

得了口角炎，由于炎症的刺激，孩子会不时用舌头舔患处，甚至常用手去揭结痂，家长最好进行制止，否则容易引起糜烂面感染，使病情加重。这是因为唾液是一种含有淀粉酶等物质的黏稠液体，舔在糜烂面上就等于涂上一层糨糊，待水分挥发之后，糜烂的口角会更加严重。

缓解方法

方法一：局部涂抹香油。

方法二：将煮熟的鸡蛋剥壳，取白色薄膜——凤凰衣，外敷患处。

不过，以上方法都是权宜之计，如果病情没有改善，务必积极就医治疗。

大寒——最冷时节，温热进补，保养阳气

大寒，是一年中气温最低的时候。此时寒邪当令，所以人体很容易受到外界寒邪的侵袭而感冒生病，出现恶寒发热、头痛、颈项僵硬、肢体酸痛等表现，孩子尤其常见。此时，流行性感冒也很常见，需要一并预防。

晒晒太阳多运动

大寒，防寒保暖是第一位，晒太阳也是必不可少的，家长可以选择在天晴无风的时候带孩子进行户外运动。但不推荐高强度运动，以免打扰阳气的闭藏。

大寒节气，室内外温差较大，人体的韧带弹性和关节柔韧性都比之前差，所以进行户外活动时，必须先热身，以保护好关节。

温热食疗忌暴食

大寒的饮食同样强调热量充足，以温热性的食物为主。补阳气的食物有羊肉、鸡肉等，补气的有莲子、红枣、鸡肉等，补气血的有猪肝、桂圆等，补阴的有木耳、黑芝麻、鸭肉。家长可以利用日常饮食的属性，来纠正孩子体质的偏性。

足部保健促健康

大寒养生还需要加强足部保健，促进机体健康。

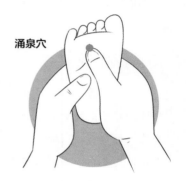

涌泉穴

6岁以上的孩子可以泡脚，但水温不能过热，以孩子能耐受为主。

家长也可以适当刺激孩子的足部穴位，比如涌泉穴等，有利于孩子健康。

抓住重点防疾病

保暖保湿防感冒

冬季寒冷和干燥的双重作用，会影响呼吸道正常分泌，使孩子出现嗓子干、痒、痛的情况，这是感冒的先兆；干燥环境还易造成痰液黏稠不易咳出。因此，冬季既要注意给孩子保暖，也要关注湿度，室内取暖时最好保证空气湿度大于40%。另外，早晚要开窗通风，每次20~30分钟。

预防流感和新冠肺炎

2020年肆虐的新型冠状病毒，蔓延到了2022年，我们简单了解一下冠状病毒的前世今生，以便消除疑虑，做好防护。

冠状病毒有不同的分类，人冠状病毒与1/3的普通感冒有关，文献资料记载：人冠状病毒能引起新生儿医源性呼吸道感染、新生儿肠炎、心包炎以及进行性加重型哮喘。2020年的新型冠状病毒，由于其某些特性不同于以往已知的病毒，确实在世界范围内给预防和治疗带来了疑惑。

中医根据延续了上千年的抗疫措施，基于中医理论，应用内服汤剂，外用针刺、香囊、艾灸、运动疗法等方式，阻断了轻症转为重症的途径。我们帮助家长采取综合方法预防新冠和流感。

勤洗手：在流感高发期、新型冠状病毒流行期或者其他传染病高发期，采用七步洗手法，保证揉搓双手每步15秒以上。

七步洗手法

第一步（内）：洗手掌

流水湿润双手，涂抹洗手液（或肥皂），掌心相对，手指并拢相互揉搓。

第二步（外）：洗背侧指缝

手心对手背沿指缝相互揉搓，双手交换进行。

第三步（夹）：洗掌侧指缝

掌心相对，双手交叉沿指缝相互揉搓。

第四步（弓）：洗指背

弯曲各手指关节，半握拳把指背放在另一手掌心旋转揉搓，双手交换进行。

第五步（大）：洗拇指

一手握另一手大拇指旋转揉搓，双手交换进行。

第六步（立）：洗指尖

弯曲各手指关节，把指尖合拢在另一手掌心旋转揉搓，双手交换进行。

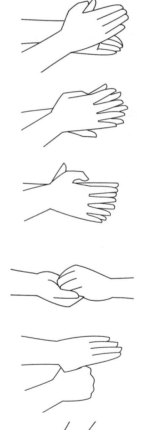

第七步（腕）：洗手腕、手臂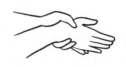

揉搓手腕、手臂，双手交换进行。

勤通风。保证通风次数，每天至少通风3次，开窗通风时注意保暖；选对通风时间有利于达到空气流通的目的，一般上午8~11点和下午1~4点是最佳通风换气时间段，但如果污染严重，应避开早晚高峰开窗；在无风或微风的情况下，建议开窗时长以 20~30 分钟为宜；如果只是开条小缝，开窗时长以30~60分钟为宜。

良好的生活习惯。饮食有节，饥饱有常，劳逸结合，养成规律排便，保证充足的睡眠时间。

在公共场合注意良好的卫生习惯。养成咳嗽或打喷嚏时遮住口鼻，规范戴口罩、聚餐用公筷等卫生习惯。尽量减少或避免在公共场所聚集的情况，如果必须参加，应规范佩戴口罩，携带酒精、洗手液等。出现呼吸道症状时应及时到发热门诊就医。

佩戴香囊：流行性感冒也属于"瘟疫"范畴，可以根据当地官方发布的药方内容制备和佩戴香囊。

第二章

脾胃伤了，
体质差，则百病生

　　小儿的体质、相貌，都来自五服之内家族的影响，这是中医里讲的先天禀赋因素。孩子出生后，你是如何呵护的呢？子不知医不孝，亲不知医不慈。临床实践告诉我们，对于疾病的预防，知己知彼，百战不殆。正确、及时、合适的个体化养护建议，就是从读懂这本书开始的，帮助、引导自己的孩子身体健康，也是从有了健康意识开始的。

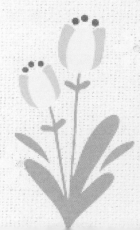

脾胃功能不良，
呼吸道就容易反复感染

　　孩子反复感冒，也就是反复发作的上呼吸道感染，最让家长头痛。热在宝身，痛在娘心。预防感冒，要从顾护孩子脾胃开始。

　　脾胃功能不良，不仅仅表现在食欲差，也可能出现便秘、口舌干燥。临床可以细分为脾虚、胃热等，总之都会出现消化功能的异常。所以，孩子脾胃功能不足，未必会表现出虚弱的症状，也可能会出现功能亢进的表现★。但是整体来讲，脾胃功能不足，抵抗外来风寒入侵的能力也就变小了，风寒之邪就会乘虚而入，从而导致孩子反复发生呼吸道感染。

小儿发生呼吸道感染的诱因

　　呼吸道反复感染，有以下诱因。

　　环境污染。

　　过度使用抗生素。

★ 资料来源：《中华中医药学会中医儿科常见病诊疗指南》

患儿家长护理不适当，稍有不适，即消炎药、抗病毒药等大量使用。

从体质角度来看，脾气虚弱、脾虚湿滞等体质的人，容易出现反复发作的上呼吸道感染。

这些原因往往会影响孩子的抗病能力，使孩子容易反复发生感冒，如果一年大于4次，就要考虑孩子是否有肺脾气虚等情况。

为何要积极治疗上呼吸道反复感染

上呼吸道反复感染，是常见的儿科门诊疾病，症状本身虽然并不严重，但一定要积极治疗，因为反复感染会影响孩子的免疫力，甚至有可能影响孩子的生长发育。及时就医，特别是中医的治疗，能帮助孩子恢复身体平衡，去除产生疾病的土壤。

上呼吸道感染的常见类型

类型	症状表现
肺气虚	面色白，缺乏光泽，声音低微，不愿说话，不愿活动，自汗，怕冷，舌质淡，手脚凉
肺脾气虚	在上述基础上，出现明显的食欲差、腹胀、大便不成形等；也可能先于肺气虚的症状出现
气阴两虚	乏力，气短，自汗，活动后加重，偶有干咳，痰少不易咳出，夜间咳嗽加重，可能伴有低热、咽干口燥、大便干结、舌绛红

海舒医生说

心火亢盛、脾胃积滞偏阴虚、脾虚湿热、脾虚湿滞等，都是小儿反复呼吸道感染的常见证型。实际上，在临床看到的容易反复呼吸道感染的孩子情况可能更为复杂，不仅仅限于上述常见证型，需要在医生指导下进行治疗。

中医方案

临床上，中医治疗小儿上呼吸道反复感染，方法较多，比如汤剂的综合作用可以保护孩子的肠胃，固护正气，提高抗病能力；推拿、艾灸、针刺、香囊等，运用及时，可以优于汤药而达到治疗目的。

那么居家有没有小方法呢？当然有。

一般特点

有喂养不当的经历。

主证

反复发作的发热、怕冷、鼻塞、流涕、咽痒、咳嗽。

居家食疗

饮食有节制

反复感冒，有两个"捣蛋鬼"，一是"吃撑了"，二是"吃凉了"。把孩子喂撑，家长很容易做到，有了孩子，就想把最好的都给他们。但是，做父母的一定要粗中有细，孩子越小，越要注意饮食不可过多。

合理添加辅食

孩子添加辅食，南北有差异，但需掌握一个原则：温凉精细，积少成多，软硬兼施。即先添加米汤、面汤或者藕粉，而不是粗粮；一定要温度适宜，不能过凉或者过热；添加种类由少到多，由熟食（肉类）到蔬菜、水果，由软到硬，由简单到复杂。遵循这几个原则，孩子就能长得好，少生病。

饮食清淡

孩子的辅食要少油、少糖、少盐，尽量选择容易消化的食物，比如粥汤、馄饨、藕粉等。水果可以吃，脾胃功能差的孩子可以用蒸煮水果代替，比如蒸梨等。

关于忌口

如果没有特殊情况，一般不需要忌口。特殊情况指的是确实有某种食品进食后引起过敏反应，身体不适。

食疗方

| 蓝莓山药 |

食材： 山药（选择口感软糯的山药品种）1根，蓝莓果酱、冰糖、盐、淡奶油各适量。

做法：

1. 将山药去皮，洗净，切段。

2. 蒸锅中加水烧开，放入山药段，用大火蒸20分钟，直到山药变软。

3. 小锅中倒入清水，加入蓝莓果酱、冰糖，用大火煮开后，转成小火继续熬至黏稠，倒出冷却。

4. 将蒸好的山药压成泥状，加入盐和淡奶油充分搅匀，最后淋上蓝莓果酱即可。

用法： 每周吃3~5次。

功效： 健脾补肺。

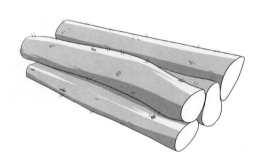

日常养护

适度保暖。谨记春捂秋冻的原则，后背、脚丫、小肚皮，都不能外露。

运动。谨记不同年龄段的孩子，运动方式也有所不同。不爱运动的孩子往往是气虚，而不是懒，一定要尽早治疗。

家长的细心观察与知识储备。

中医治疗需要循序渐进，不可以擅自进补，否则可能会影响孩子的生长发育。

脾虚失健、
肺卫不固是咳嗽的根源

　　咳嗽是呼吸系统疾病的一个典型症状，而现在儿科门诊90％都是呼吸系统疾病，究其根源，大多是因为作为基础的"脾"出了问题，肺也跟着受牵连。按照中医的五行理论，脾属土，肺属金，土生金，或者说，脾与肺就像一对母子，脾是母，肺是子。母亲身体好，生出来的孩子身体就强壮；反之，母亲身体虚弱，病痛缠绵不绝，生出来的孩子必然也是羸弱多病。所以，脾胃虚弱的孩子，往往肺功能比较差，不足以抵御风寒、风热或内邪的侵袭，就容易发生咳嗽。

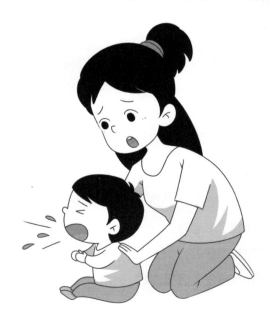

如何区分风寒咳嗽、风热咳嗽、内伤咳嗽

咳嗽类型		证候	治法	家庭小药箱
风寒咳嗽		咳嗽频繁，咳嗽痰多色白清稀，伴有咽喉痒痛，痛不严重，流清鼻涕，或怕冷无汗，发热头痛，舌淡红，苔薄白	疏风散寒，宣肺止咳	通宣理肺口服液、解肌宁嗽丸、苏子降气丸
风热咳嗽		咳嗽，干咳无痰或痰黄稠，或发热，汗出恶风，口干咽痛，流黄鼻涕，舌红苔薄黄	疏风清热，宣肺止咳	健儿清解液、小儿咳喘灵冲剂、宣肺止咳口服液或者小儿清肺口服液
内伤咳嗽	痰热咳嗽	咳嗽、咳痰+热象：咳嗽，痰多，痰液黏稠色黄，难以咳出，甚至呼吸急促，咽喉中有痰鸣声；可伴有发热，口渴，烦躁不宁，尿量少、尿色黄，异味大，大便干结；舌色红，舌苔黄	清热泻肺，化痰止咳	川贝枇杷糖浆、鲜竹沥口服液、橘红丸、清肺化痰丸等
	气虚咳嗽	咳嗽、咳痰+气虚：咳嗽反复不停，早晨加重，痰液清白稀薄；面色苍白，容易无故出汗，怕冷，气短，懒得说话，说话声音较轻，没有食欲；舌色淡红，舌边有齿痕	补肺益气，止咳定喘	补肺丸、润肺止嗽丸等
	痰湿咳嗽	咳嗽痰多+湿象：痰液白而稀，喉咙中隐隐有痰声，胸闷，食欲差，精神萎靡，大便黏腻，舌淡红，舌苔白腻	宣肺利湿，理气化痰	二陈丸、桂龙咳喘宁片等
	阴虚咳嗽	咳嗽+阴虚：干咳无痰，或痰少黏腻，不易咳出，口渴，咽干，咽喉干痒，声音嘶哑；严重者午后自觉身体发热或手足心热，盗汗；舌红，舌苔少或可见地图样舌苔	养阴润肺，化痰止咳	百合固金口服液、养阴清肺丸等

备注：以上药物必须在医生指导下服用，不可擅自服用。

　　家长可根据医生建议准备常用药，有些常用的中药不是中成药，那么可以根据需要做成颗粒剂型或者散剂备用。孩子病情变化较快，要及时调整治疗方案。小儿咳嗽，也不仅仅因为是外邪侵袭肺脏；还有内伤咳嗽，通常发病缓慢，没有经历感冒症状和发热，且病程较长，比如感冒后1个月以上依然咳嗽；反复发作一年以上。这需要在医生指导下辨明由何脏累及，然后积极治疗，所以家长要做的就是及时就医。此外，对于自备的中成药，不建议长期自行服用，尤其清热的药品容易损伤脾胃阳气。

咳嗽不可滥用药，找出病因是关键

　　咳嗽的原因很多，不仅仅是肺脏本身的问题。如果家长了解咳嗽的因素，就不会随意给孩子用药了。孩子咳嗽反复发作，通常是较多繁杂的因素综合导致的结果，家长在日常生活中需注意以下几方面的常见因素。

类别	具体因素
吸入物	特异性：如花粉、动物皮屑、螨虫等；非特异性：如甲醛、二氧化硫、硫酸等
反复呼吸道感染	在咳嗽的患儿中，可能存在细菌、支原体、病毒等感染，患儿在病毒感染后，会导致呼吸道上皮损伤，造成呼吸道反应性高
食物与饮食	此类因素导致的咳嗽在患儿中也较为多见，特别是婴幼儿，极易对食物过敏，如虾蟹、蛋类、鱼类等，但可随年龄的增长而逐渐降低，也可以通过中医治疗来缓解或者治愈
气候变化	当气温、湿度、气压等改变时，可引发咳嗽
精神原因	孩子在紧张、情绪起伏较大时会促使咳嗽发作
剧烈运动	75%~80%的患儿会在剧烈运动后出现咳嗽症状，被称为诱发性咳嗽，表现为气急、喘鸣、胸闷等，听诊可闻及哮鸣音

中医方案

在配合医生治疗的同时，可以根据实际情况，通过食材的偏性来调整身体的偏性，这样可以起到更好的预防和治疗效果。

风寒咳嗽

听说过"妈妈手里一根葱，打遍天下无敌手"的传说吗？宣散风寒的常用食材，就在我们的厨房里，比如那些天天见的香辛调料，香菜、胡椒、白萝卜、香葱、生姜，等等。

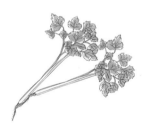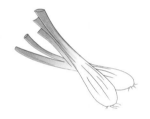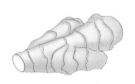

|香菜粥|

食材：香菜适量，大米100克。

做法：

1.将香菜择洗干净，切碎。

2.将大米清洗干净，加水煮汤，煮熟后取米汤三大匙，再煮开，即将煮沸时加入香菜。

用法：风寒咳嗽初期，嗓子微微发干时使用，喝香菜米汤，反复几次，直至发汗。汗出，停止流鼻涕，嗓子不痛就可停服。如果已经开始发热，咽喉疼痛，则效果较弱。

功效：宣肺散寒。

|姜葱香菜萝卜汤|

食材：姜片、葱白段、白萝卜片、香菜段等适量，花椒若干。

做法：用200毫升水将白萝卜片煮熟，再放入葱白段、姜片、香菜段、花椒，煮至一碗汤。

用法：风寒感冒初期，嗓子微微发干时使用，务必发汗，见效即可不再饮用。

功效：祛风散寒。

海舒医生说

上述方法仅限于咳嗽初期、反复感冒诱发咳嗽的初期。感冒初期，喝粥后汗出，感冒症状消失后，咳嗽症状也随之消失。如果出现以下情况需要就医，咳嗽症状持续加重，可能是流感；感冒后长期存在的咳嗽，大于1个月，无论是否伴有发热，必须就医，以便排除肺部炎症的可能。

风热咳嗽

中医认为，风热外邪袭肺，造成肺气壅遏，使孩子出现咳嗽、咳黄痰、咽喉肿痛等一系列"热象"，这时可用疏风清热的方法治疗。家长可以从药店购买菊花、金银花、贝母等备用。

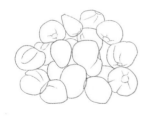  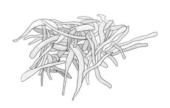

| 贝母粥 |

食材：粳米30~50克，浙贝母3~5克，冰糖适量。

做法：

1.将浙贝母洗净，放入锅中，加入适量的水，大约浸泡30分钟，或者提前捣碎，水煎取汁。

2.粳米洗净，放入药汁中煮粥，最后加入适量冰糖调味，煮沸食用。

用法：一般适用于咳嗽后期，偶有咳痰，痰黏咳不出，根据医生判断，食用3~7天。

功效：疏风清热化痰。

银花薄荷汁

食材：金银花5~12克，薄荷3~5克，少量蜂蜜。

做法：将金银花水煎取汁，再放入薄荷煎1分钟，兑入蜂蜜饮用。

用法：适用于头痛、嗓子痛明显的风热咳嗽。

功效：清热止痛。

海舒医生说

上述物品的疗程一般较短，3~5天，主要是配合中医治疗。家长首先要能够分辨寒热，如果不能分辨，请在医生指导下使用，切不可用错。

内伤咳嗽

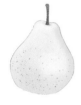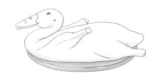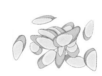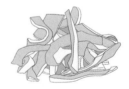

冬瓜汤

食材：冬瓜仁、冬瓜皮各10~15克。

做法：加适量水煎服。

用法：每周食用3~5次。

功效：清热化痰，适用于痰热咳嗽。

黄芪老鸭汤

食材：鸭肉100克，黄芪10~15克，陈皮10克。

做法：

1.鸭肉洗净，切块，放入沸水中焯一下。

2.然后将鸭肉块与黄芪、陈皮一起放入炖盅内，加入适量开水，用文火隔水炖3小时即可。

用法： 每周食用1~3次。

功效： 理气化痰，适用于气虚咳嗽。

陈皮茶

食材： 陈皮5~10克，炒山楂5克，绿茶适量。

做法： 沸水冲泡。

用法： 经常饮用。

功效： 祛湿化痰，适用于痰湿咳嗽。

银耳梨羹

食材： 干银耳10克，梨100~150克，冰糖15克。

做法：

1.银耳泡发洗净，梨去核、切片。

2.银耳先放入锅中，加入适量清水，煮至接近黏稠后再放入梨片、冰糖，煮至冰糖化开后即可。

用法： 温服，每周食用3~5次。

功效： 滋阴化痰止咳，适用于阴虚咳嗽。

海舒医生说

内伤咳嗽比较复杂，且常伴有脏腑的实质性损伤，仅凭食疗药膳远远不够。但是在治疗的基础上，食疗药膳往往能够取得令人眼前一亮的效果。

小儿厌食，
脾胃虚弱是主因

厌食是由脾胃运化失常所引起的慢性营养障碍性疾病，多见于1~6岁孩子，会对其生长发育造成影响，需要积极治疗。

认识厌食

·辨识要点：面黄肌瘦，毛发稀疏、萎黄、无光泽，常伴有食欲反常、肚腹膨胀、大便时干时稀等。

·厌食原因：喂养不当，痰湿滋生；感染寄生虫；长期腹泻等，脾胃虚弱。

·治疗方法：在治疗上多采用运脾、养胃和健脾等方法进行治疗。

海舒医生说

厌食的主要病变在脾胃，若不及时调理治疗，可能涉及其他脏腑，严重影响患儿的生长发育。单纯的疳证临床已经不多见，可能与生活水平提高相关。但是由于喂养不当或者体质问题，面黄肌瘦、毛发稀疏而黄、腹胀的情况还是存在的。

在当前的经济条件下，营养不良发生的概率很小，这种由喂养不当造成的病症，造成了一种相对性的营养不良。孩子因脾胃功能不良而厌食，厌食又使得孩子营养摄入不足，脾胃功能更加弱化，进而又加重了厌食的症状，形成了恶性循环。

家庭常备中成药

分类	常用中成药	功效主治	注意
药性相对平和的中成药	保和丸	食积，腹胀，口臭，泛酸或返酸，没有食欲；适合治疗米面造成的食积	无论哪种药物，请在医生指导下服用
	小儿消食片	食滞肠胃所致积滞，症见没有食欲、食量少、便秘、腹胀、面黄肌瘦	
	健脾消食丸	脾胃不健引起的乳食停滞，症见腹胀、没有食欲、面黄肌瘦、大便不成形	
清热，药性偏于寒凉的中成药	小儿化食丸	食滞化热所致的积滞，症见厌食、烦躁、恶心呕吐、口渴、脘腹胀满、大便干燥	
	一捻金	脾胃不和、痰湿阻滞所致的积滞，症见停食停乳、腹胀便秘、喉中有痰、喘咳	

对于厌食的小儿，培养习惯很关键

预防小儿厌食症，要培养孩子良好的饮食习惯。

首先，从婴儿时期起就要注意，进食要定时定量，明确规定进餐的时间，比如早餐7点半，中餐12点，晚餐下午6点，间距不可太密，根据身体需要体力活动适度加餐；不要准备成人零食，特别是油炸食品、高糖饮料等，要使其产生饥饿感；每餐都要控制食量，宁少勿多。

其次，进行必要的体育锻炼。一定要根据孩子自身情况，设计一套合理的活动，帮助消耗能量，促进消化液的分泌，增进食欲，促进食物的消化吸收。

再次，我国古代有讲究，饭前不责子，吃饭的环境很关键，吃饭应有稳定而安静的场所和轻松愉快的气氛。孩子生活能自理，就不必过多地照顾和谦让，家长和孩子最好能一起吃饭，不要在吃饭时玩闹。

最后，孩子拒食时不要坚持引诱，更不要强迫进食。可在饭前给孩子吃点山楂等酸性水果，以刺激胃液的分泌。花式饮食可以促进孩子食欲，给孩子一些新鲜感，才能引起他的兴趣，比如面点制作成动物形状。孩子不喜欢"重口味"，所以不要把调味品放得太多，少放葱、姜、蒜，烹调时少放油和盐，可以加点糖、醋。

中医方案：耳穴，推拿，穴位按摩

耳穴+推拿+穴位按摩，是很好的辅助方法。家长可以视孩子的具体情况而定，可以组合使用，也可以居家配合医生的治疗方案。

耳穴

取穴

脾：耳甲腔外上方。

胃：在耳轮脚消失处。

小肠：耳轮脚上方中三分之一。

操作

购买耳穴模型，往往配有穴位探测仪。如果没有，选择像火柴头般大小的棉签头，轻轻触碰耳部穴位，选择比较敏感的部位。耳穴压丸，几乎无副作用，具体操作方法如下。

第一步：家长先用75%的酒精给孩子耳部消毒，操作者给手部消毒。

第二步：找到敏感点或者穴位。

第三步：用王不留行籽直接粘贴在敏感点或者穴位上。

推拿

处方

补脾土，补胃经，揉脾俞，捏脊，平肝木，推四横纹。

·偏于脾气虚者：如果孩子还伴有脾胃运化不足、腹胀、腹泻或者便秘等症状，可以重补脾土、揉脾俞，加推三关、揉外劳、揉关元。

·偏于胃阴虚者：如果孩子还伴有口臭便秘、口干口渴、舌红，侧重清胃经，揉胃俞，加揉板门，揉足三里，揉内劳，清天河水。

·倘若气阴两虚者：有气短、乏力、爱感冒等表现，又伴有便秘、舌红口干等复杂情况，上述方法则可交替使用。

操作

在医师指导下操作，区分顺时针和逆时针，一般补法为逆时针，泻法为顺时针。

·补脾经 ————————————————————————

【位置】拇指桡侧自指尖至指根，亦指螺纹面。

【操作】旋推螺纹面为补，或沿拇指桡侧缘从指尖推向指根亦为补。做100~300次。

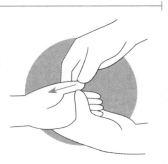

·补胃经 ————————————————————————

【位置】大鱼际外侧，赤白肉际之间。

【操作】从指横纹推向掌指横纹为补胃经。做100~300次。

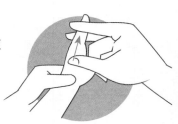

·揉脾俞 ————————————————————————

【位置】第11胸椎棘突旁开1.5寸，属足太阳膀胱经。

【操作】揉法。以中指或拇指指端，或掌根，或大、小鱼际吸定（有力度地附着）于穴位，用腕关节和掌指关节的屈伸旋转为主动动

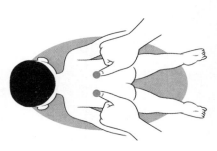

作，或以腕关节回旋运动为主动动作，自然带动附着部位作顺时针或逆时针方向旋转运动，称揉法。以指端吸定于穴位称指揉，大鱼际吸定于穴位为鱼际揉，掌根吸定于穴位称掌根揉。做100~300次。

· 捏脊

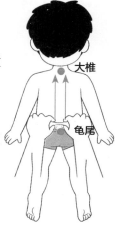

【位置】第1胸椎(大椎)至尾椎成一直线，属督脉。

【操作】

1.拇食二指或拇食中三指提拿皮肤，次数及用力大小要适当，且不可带有拧转。提拿皮肤过多，则手法不易捻动向前；提拿过少，则易滑脱不前。

2.操作时一定要流畅，两手交替前行，不可间断，捻动须直线进行，不可歪斜。

3.捏脊一般由下(龟尾)至上(大椎)。做100~300次。

· 平肝木

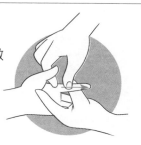

【位置】食指螺纹面。

【操作】由指间关节推向指尖为清肝或称平肝。做100~300次。

· 推四横纹

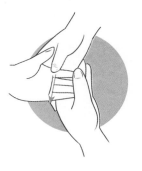

【位置】食、中、无名、小指掌面第1指间关节横纹。

【操作】揉掐四横纹为从食指纹至小指纹，每纹捻揉3~5次(拇指在上，食指在下)掐1次；家长再四指并拢，用拇指从孩子的食指推向小指。推3~5分钟，掐揉3~5遍。

小儿挑食、偏食，
可能是脾胃功能出了问题

对孩子来说，病理意义上的挑食很少见，往往伴有心理疾病或者严重缺少某种微量元素，在我国推广了新生儿基础保健（即新生儿在妇幼保健院的护理与检查）以来，这种情况很罕见。目前常见的情况可能是孩子脾胃功能不足，阳虚体质，往往伴有齿痕、舌苔泛白。

当然，医学具有不确定性，上述情况如果不能自行判断，请及时就医，在医生专业指导下治疗。

海舒医生说

孩子的脾胃与成年人相比是娇弱的，而且不断成长变化。在主食以外，粥、汤是最好的辅助。因为它们是液体，易于消化，又能开胃健脾，每天吃一次，能很好地调理脾胃。孩子的正餐，未必是昂贵的营养品、保健品就好。越是常见的谷蔬杂粮，脾胃越是熟悉。在进化过程中，精细的米面更利于孩子的脾胃消化吸收，杂粮的优点则在于营养物质的全面，粗细搭配更容易强壮孩子的脾胃与身心。规律饮食的基础上，有所偏爱也是人之常情，只要不影响孩子的生长发育，选择孩子喜欢的谷物瓜果，有助于健康即可。

功能性腹胀，
调理脾胃保安康

　　腹胀是孩子的一种常见症状，但是单纯的消化不良与危及生命的腹胀之间，有时候只是一念之差，即便在有条件的医院也需要反复确认才能确诊。之所以选择向大家介绍这个疾病，就是想让家长多了解一些医学常识，孩子可能就多一分健康的希望。

辨认腹胀

　　临床儿科很多疾病的表现之一，就是以腹胀为主的，因此，尽快明确腹胀病因显得尤为重要。

　　由于腹胀没有特异性的表现，临床上，年龄较小的孩子，腹胀往往伴有呕吐；年龄较大的孩子，如学龄前后，腹胀往往伴有腹痛。

　　如果经医生确诊为功能性腹胀，那么家长可以使用中医方法帮助孩子康复。

中医方案

揉按腹部、十七椎缓解腹胀

　　·揉按腹部★：家长四指并拢，用手掌揉按孩子的腹部，稍用力，一般为逆时针揉按，揉按50~300次。特殊情况请在专业医师指导下进行。

★ 资料来源：廖品东主编.《小儿推拿学》

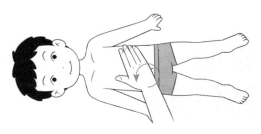

· 揉按十七椎：十七椎位于第5腰椎棘突下凹陷中。按摩时，孩子俯卧，家长用拇指指腹按揉此穴。揉按50~300次。

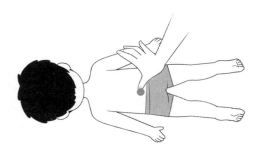

腹部艾灸助消化

家长可用艾条或艾灸器灸孩子的神阙穴，神阙穴在腹中部，肚脐中央。每次灸5~10分钟，每日1次，连续灸10次为1个疗程。

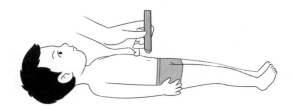

按摩稳定孩子的情绪

孩子腹胀不舒服，必然会哭闹、烦躁，此时家长应耐心地安慰孩子，使孩子的情绪稳定下来，避免腹胀的情况更加严重。此外，家长也可以给孩子按摩，对稳定情绪也有帮助。

·推腹：先让孩子平躺在床上，家长用手掌贴在其上腹部，并且慢慢地往下滑动，另一只手重复此动作，两手交替进行。

·按揉大鱼际：家长用拇指指端按揉孩子手掌的大鱼际，揉按50~300次。

·揉膻中穴：膻中穴的位置在孩子两个乳头中间的位置，按摩时，让孩子仰卧，家长用中指指腹按揉此穴。揉按50~300次。

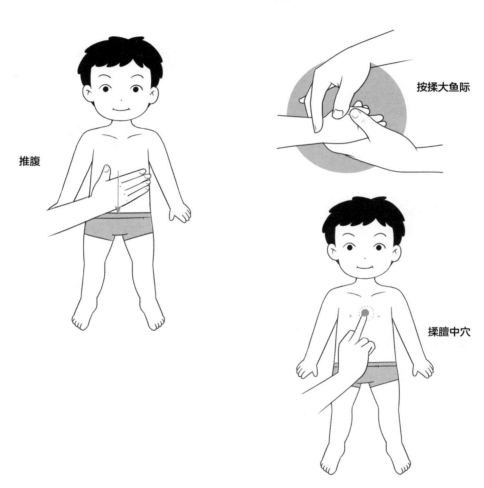

推腹

按揉大鱼际

揉膻中穴

便秘，
多是脾虚、胃肠积热导致的

小儿便秘，也是门诊常见的一类疾病，发生率为0.13%~8%，占儿科门诊患儿的3%~5%。便秘不仅给孩子造成身心的伤害，而且有可能形成习惯性便秘，进而伴随至成年。

便秘既然是孩子排便障碍的常见原因★，那主要原因有哪些？如何规避与治疗？居家如何进行调理呢？下面就给大家详细介绍一下。

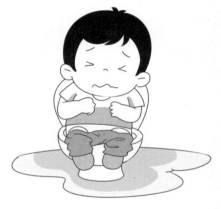

什么体质容易便秘

各种体质的孩子都可能发生便秘，其中脾气虚弱、脾胃积滞、心火亢盛类型的孩子最常见。

· 小儿便秘的基本特征：排便次数少、大便干结、排便困难、排便不尽。

· 常见原因：膳食结构不合理，缺乏正常排便习惯，肠道菌群失调，胃肠蠕动障碍。

· 辨清虚实：小儿便秘有实证和虚证之分，家长要学会分辨便秘的虚实。

★ 资料来源：于作洋，王素梅主编.《国医大家刘弼臣学术经验集成》

类型	体质 / 证候	症状	家庭小药箱
实证	脾虚气滞而出现热证	大便干硬，排出困难，腹胀、痛，口干口臭，口舌生疮，面红身热，小便黄	枳实导滞丸、麻仁润肠丸等
	脾虚而食积	大便秘结，腹胀腹痛，不思乳食，手足心热，小便短赤	小儿七星茶颗粒(口服液)、小儿化滞散
	气滞	腹胀疼痛，大便秘结，欲便不得，胸闷不舒，频繁打嗝	四磨汤口服液、木香槟榔丸
虚证	气虚	虽有便意，大便并不干硬，但排便乏力，不易排出，用力排便则汗出乏力，便后疲乏，面色苍白	参苓白术散(丸、颗粒)、补中益气丸等
	血虚	面唇或指甲色淡白、无光泽，头晕心慌，大便干结，不易排出	桑葚膏等

请在医生指导下服药。

便秘的诊断标准

以罗马Ⅲ标准中功能性便秘的诊断标准，按照不同年龄可分为以下两部分：

排便次数

4 岁以下孩子	4 岁以上孩子
至少符合以下两点达1个月： ①每周排便≤2 次。 ②能自己控制排便后每周至少发生1次便失禁。 ③有粪便过度潴留史。 ④有排便疼痛或费力史。 ⑤直肠内存在大粪块。 ⑥有大块粪便堵塞厕所管道史，伴随症状可能包括易激惹、食欲下降和（或）早饱。排除大量粪便后，伴随症状很快消失。	必须符合以下至少两点，至少2个月，每周发作至少1次，且不满足肠易激综合征诊断标准： ①每周于厕所内排便≤2 次。 ②每周至少发生1次便失禁。 ③有保持体位或过度控制排便史。 ④有排便疼痛或费力史。 ⑤直肠内存在大粪块。 ⑥有大块粪便堵塞厕所管道史。

大便形状判定

布里斯托大便分类法

大便类型	布里斯托大便分类法
1型	分散的硬块，似坚果
2型	腊肠状，但成块
3型	腊肠状，但表面有裂缝
4型	似腊肠或蛇，光滑柔软
5型	软团，边缘清楚
6型	绒状物，边缘不清，糊状便
7型	水样，无固状物

资料来源：《北欧肠胃病学杂志》1997

中医方案

中医治疗小儿便秘方法较多，除服用中药外，还有推拿、耳针、膳食指导、针灸、穴位贴敷等。根据医生指导，可以适合于不同体质的功能性便秘。

训练孩子的排便习惯

正常排便是大脑发出指令，肛门括约肌舒张，腹内压增加，从而排出粪便。家长要从孩子出生开始，就注意其排便习惯的训练，让肠道恢复正常运转，有利于建立规律排便，养成良好的排便习惯。这样是比较安全的治疗手段，没有任何副作用。

饮食改善

孩子的饮食结构一定要合理。中医讲究"五谷为养、五畜为益、五果为助、五菜为充"，其实就是讲究饮食不要偏废，不能单一选择。此外，家长对于孩子的饮食有示范作用，家长的烹饪方式也会直接影响孩子饮食习惯的养成。

奶粉喂养的孩子，或者奶粉加母乳的孩子，一定要及时补充白开水。加入辅食以后，果汁也不能代替白开水。

请注意：香蕉、酸奶、蜂蜜等不能作为治疗便秘的药物。

穴位敷贴

穴位贴敷是儿科常用的外治方法，神阙也是常用的穴位。根据小儿不同表现，选择不同方剂。贴敷时，常规清洁消毒患儿脐部及周围皮肤，取外敷中药膏剂5克，外敷患儿脐部，表面覆以清洁纱布固定。每剂药物外敷1~2小时，每天1剂。

推拿对策

实秘处方

清天河水，退六腑，清胃经，摩中脘，推下七节骨等★。

虚秘处方

补脾经，推四横纹，揉足三里，摩中脘，推下七节骨等★。

操作方法

以下部位统一为推法：沿同一个方向运动。

· 天河水

【位置】前臂正中内侧，腕横纹至肘横纹成一直线。

【操作】用食中二指指腹，从腕横纹起，推到肘横纹。推100~500次。

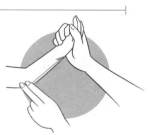

· 六腑

【位置】前臂尺侧缘，阴池（神门）至抖肘（少海）成一直线。

【操作】孩子屈肘，家长以中食指指腹，自肘关节推至掌根，称退六腑。推100~500次。

★ 资料来源：廖品东主编.《小儿推拿学》

· 脾经 ——————————————————————————————

　　【位置】拇指螺纹面。

　　【操作】屈拇指、沿拇指桡侧缘从指尖推向指根为
补脾经。推100~500次。

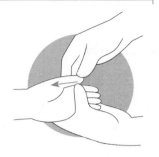

· 胃经 ——————————————————————————————

　　【位置】大鱼际外侧，赤白肉际之间。

　　【操作】沿赤白肉际，从上向下推（掌指关节为上，
指端为下）为清胃经。推100~500次。

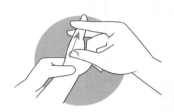

· 七节骨 ——————————————————————————————

　　【位置】第四腰椎（命门）至尾骨端成一
直线。

　　【操作】下推称"推下七节"。推100~400
次，擦至皮肤发红为度。

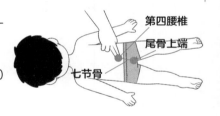

以下部位为摩法，较轻的环形运动。

· 中脘 ——————————————————————————————

　　【位置】脐上4寸，相当于剑突下至脐连线
中点。

　　【操作】缓摩为补，用于虚性便秘；急摩为
泻，用于实性便秘。每次3~5分钟

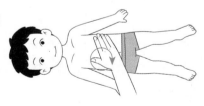

以下部位为揉法，以中指或拇指螺纹面，或掌根，或大、小鱼际吸定于穴位。
以腕关节和掌指关节的屈伸旋转为主，带动吸定部位作顺时针或逆时针方向旋转运

动，称揉法。顺时针为泻法，主要用于实性便秘；逆时针为补法，主要用于虚性便秘。复杂情况请在医生指导下选择补或泻。

· 足三里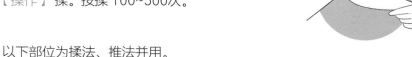

【位置】 外膝眼下3寸，胫骨外侧约一横指。属足阳明胃经。

【操作】 揉。按揉100~500次。

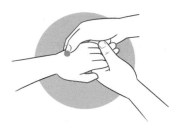

以下部位为揉法、推法并用。

· 四横纹

【位置】 食、中、无名、小指掌面第1指间关节横纹。

【操作】 从食指纹至小指纹，每纹捻揉3~5次（拇指在上，食指在下）掐1次。推：四指并拢，用拇指从食指推向小指。推3~5分钟，掐揉3~5遍。

海舒医生说

小儿便秘，即便是功能性的，也有一些不确定因素，请在医生指导下运用。

中药口服

治疗小儿便秘的中成药★，除了前文介绍的那些，还有妈咪爱、清火宝、低聚果糖、七星茶、合生元等。上述中成药一定要在医生指导下使用。如果病情需要，也可在医生指导下选择汤剂，切忌长期盲目服用，延误病机。

★ 资料来源：马融主编.《中医儿科学·全国中医药行业高等教育"十三五"规划教材》

泄泻，
多是脾胃运化功能失调了

小儿泄泻，又叫小儿腹泻，主要特点为大便次数增多和性状改变，可伴有发热、呕吐、腹痛等症状，以及不同程度的水、电解质、酸碱平衡紊乱。由多病原、多因素引起，以1~2岁孩子最为多发。

腹泻类型辨别

腹泻类型	主要症状
风寒型	大便清稀，夹有泡沫，臭气不重，肠鸣腹痛，或伴恶寒发热、鼻流清涕、咳嗽，舌质淡，苔薄白，脉浮紧或指纹淡红
脾虚型	大便稀溏，色淡不臭，经常食后即泻，时轻时重，面色萎黄，身体消瘦，精神状态差，易疲劳，舌淡苔白，脉缓弱或指纹淡
伤食型	大便不成形，夹有乳凝块或食物残渣，气味酸臭，或如臭鸡蛋味，腹部胀满，便前腹痛，泻后痛减，腹部胀痛拒按，打嗝有酸馊味，或有呕吐，食欲差，夜卧不安，舌苔厚腻或微黄，脉滑实或指纹滞
湿热型	大便水样，或如蛋花汤样，泻势急迫，量多次频，气味秽臭，或夹有少量黏液，腹痛阵作，发热烦闹，口渴喜饮，食欲不振，或伴恶心、呕吐，小便短赤，舌质红，苔黄腻，脉滑数或指纹紫

什么体质容易腹泻

脾气虚弱、脾胃积滞等体质是比较容易发生腹泻的。就临床所见，以乳食所伤和感受寒湿最为常见，脾气虚弱次之，突然受到惊吓较少见。

中医方案

临床治疗小儿泄泻，目前并不存在特效治疗方案，个人建议"中西医治疗+居家护理"相结合。中医治疗重在"辨证"，"辨"对体质很关键。

居家护理

·家属必须对患儿症状、生命体征加以密切观察，详细记录，比如泄泻次数、体温、饮水等情况，并及时告知主治医生。

·家属在日常生活中需特别注意患儿腹部保暖，切勿着凉。

·调整饮食：

日常饮食以清淡、爽口、便于消化的流质食物(比如稀米粥)为主。

营养补充要合理，适当、多样化。

增加健脾、利湿类食物，比如玉米、山药等。

不可食用刺激性食物、生活类食物(比如香蕉、荸荠等)、生热助湿类食物(比如辣椒、韭菜、羊肉等)、肥甘厚味类食物(比如巧克力、过量脂肪等)。

若患儿仍处于母乳喂养阶段，患儿母亲日常饮食原则同上。

如果发现有些食物会引起或加重腹泻，应立即停止。

·家长必须每天协助患儿适量活动；用掌心对患儿腹部进行推拿按摩，每次按摩10分钟左右，每天数次，按摩时可选择不刺激孩子皮肤的润滑油。

穴位敷贴

·风寒型

【主方】丁香、肉桂，请在医生指导下加减药味。

【操作】将上述药物研磨成粉末后混匀，每次使用2~3克，添加适量醋或者水，加糯米粉调和，贴敷在患儿神阙穴（肚脐）处。

【用法】每天1次，每次贴敷2小时。如果个别患儿因贴脐后哭闹不已或者引起皮肤红肿，尽早撕下。

·湿热型

【主方】黄连、木香等药味，在医生指导下加减药味，确定用量。

【操作】将上述药物研磨成粉末后混匀，每次使用2~3克，添加适量醋或者水，加糯米粉调和，贴敷在神阙、足三里或者天枢，任选其一，或者根据医生建议组合选择。

【用法】每天1~3次，每次贴敷2小时。如果个别患儿因贴脐后哭闹不已或者引起皮肤红肿，尽早撕下。

·伤食型

【主方】白芍、炙甘草、葛根等药味，在医生指导下加减药味，确定用量。

【操作】将上述药物研磨成粉末后混匀，每次使用2~3克，添加适量醋或者水，加糯米粉调和，贴敷在胃俞、足三里或者天枢，任选其一，或者根据医生建议组合选择。

【用法】每天1~3次，每次贴敷2小时。如果个别患儿如果因贴脐后哭闹不已或者引起皮肤红肿，尽早撕下。

·脾虚型

【主方】丁香、肉桂、吴茱萸等，在医生指导下加减药味，确定用量。

【操作】将上述药物研磨成粉末后混匀，每次使用2~3克，添加适量醋或者水，加糯米粉调和，贴敷在神阙、天枢、足三里等穴。

【用法】每天1次，每次贴敷持续时间为2小时。

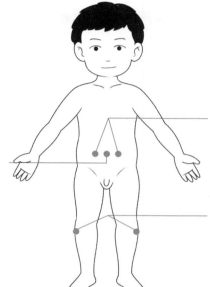

神阙穴：脐窝正中。

天枢穴：位于腹部，横平脐中，前正中线旁开2寸（约三横指）。

足三里：外膝眼下3寸，胫骨外侧约一横指。

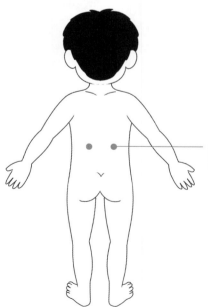

胃俞穴：在背部，当第12胸椎棘突下，旁开1.5寸。

推拿对策

推拿对本证的治疗效果较好，且具有一定的优势，教大家一些推拿方法。

止泻基本方法：揉龟尾，揉天枢，摩腹，摩肚脐，推七节骨。由于腹泻很有可能导致孩子出现脱水情况，一般先止泻，然后及时就医，根据腹泻的不同类型，在止泻基本方法基础上，再选择不同的手法和部位。

· 揉龟尾 ———————————————————————————————

【位置】尾椎骨末端。

【操作】患儿俯卧位，医者用拇指或中指端向内上触及穴位，施以揉法。揉100~300次。

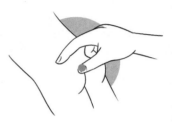

· 揉天枢 ———————————————————————————————

【位置】脐旁2寸，左右各一，属足阳明胃经。

【操作】可用中指螺纹面或食、中二指同时揉之，亦可点按之。揉100~300次，点按30~50次。

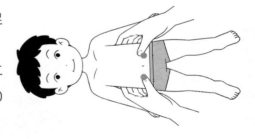

脾虚的小儿最容易长胖

　　"大胖小子"体现了国人对孩子的溺爱。婴儿肥在规定体重内是正常现象，但是如果一个孩子的体重长期超过正常范围，往往会给孩子的健康带来很多的危害，还会影响孩子的运动能力及生长发育，对心理、行为、认知及智力也会产生不良影响。

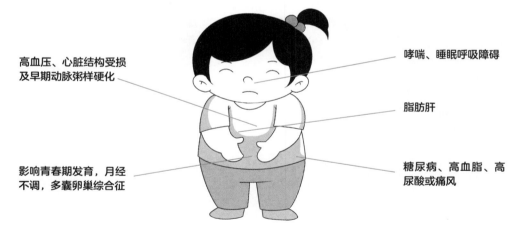

高血压、心脏结构受损及早期动脉粥样硬化

哮喘、睡眠呼吸障碍

脂肪肝

影响青春期发育，月经不调，多囊卵巢综合征

糖尿病、高血脂、高尿酸或痛风

什么体质容易肥胖

　　脾气虚弱、脾胃湿热、脾胃湿滞等体质的孩子比较容易变胖。中医认为，小儿肥胖多是由于先天脾胃不足，后天又少动多静，在饮食上又没有节制，比如过量食用煎炸、冷饮、高糖食物等，时间长了就会损伤脾胃，导致脾胃虚弱，脾虚失健，水谷精微不能正常运化，水湿停聚在体内形成痰湿脂浊，表现在形体上就是逐渐肥胖。

当然，还有其他因素也会导致小儿肥胖，比如孕妈妈体重过大、基因因素、内分泌激素等，毕竟罗马不是一天建成的，胖子也不是一口吃成的，综合在一起才会产生很多小胖墩儿。我们要做的是学会辨别。

海舒医生说

肥胖一定要与壮硕区分开来，后者也来自先天禀赋、家族遗传或者后天锻炼，但是体重在正常范围内，没有健康问题。

辨别肥胖类型

肥胖类型	病因病机	主证	家庭小药箱 / 常用方剂
肺脾气虚型	先天肺气不足，摄入大量的肥甘油腻食物，使本已虚弱的脾胃化生痰涎，湿痰中阻所致	食欲不振、腹胀、大便不成形，往往伴有鼻炎、反复感冒等；气短、咳痰清稀，下肢轻微水肿，说话声音小，不愿说话、乏力、面色无光泽	参苓白术丸加减
脾虚湿阻型	多因暴饮暴食，损伤脾胃，脾胃虚弱，不能运化水湿，积存于肌肤所致	身体疲乏困重，胸腹闷胀，面色萎黄，活动后加重，饮食尚可，二便不爽，舌淡、边有齿痕、苔薄白	胃苓汤、二陈汤加减
胃热滞脾型	素有胃热，或过食辛辣，热结胃中，善食易饥，脾胃运化水谷精微，过多即堆积身体，久之形成肥胖	饭后腹部胀满，面色红润或头重昏蒙，口干苦，有异味，胃部偶有烧灼嘈杂感，进食后缓解，舌红、苔黄腻	保和丸加减

以上药物请在医生指导下服用。

中医方案

认识到肥胖的原因和危害，那么下面就是解决方法。由于明显的不良反应，

《中国儿童肥胖的评估、治疗和预防指南》建议：不要在超重儿童和青少年中使用减重药物。中医治疗小儿肥胖通常采用非药物疗法，安全有效。

中医治疗小儿肥胖，一般是在认识不同类型的基础上，采用膳食＋治疗＋运动的方式，可以将肥胖对孩子的伤害降至最低。

对症治疗

根据不同证型，寻求中医药的治疗，比如健脾祛湿，可选择口服中药或者针灸。常见的减肥方式，比如运动和膳食搭配，对一部分肥胖孩子效果较差，原因就在于没有调整脾胃功能，致使水湿堆积，体重就很难减掉。因此，建议辨析体质配合食疗、运动，必要时可寻求医生帮助。

饮食原则

肥胖孩子的饮食原则一般如下。

·早餐：鸡蛋必不可少，因为这种高蛋白的食物可短时间内增加饱腹感，从而减少相应的午餐或晚餐摄入量。

·中餐：食用白肉和海鲜，因为这类食物中富含蛋白质和不饱和脂肪酸，可减少热量的摄入，同时要注意少食动物内脏、甜食糖果类等高热量类零食。

·晚餐：食用深色蔬菜。因为深色蔬菜中含有丰富的膳食纤维，充分摄入膳食纤维可以增加饱腹感，以有效减少其他食物的摄入量，从而降低总热量的摄入；同时，膳食纤维能促进胃肠道蠕动，增加体内储存脂肪的消耗，从而减少超重或肥胖的发生。

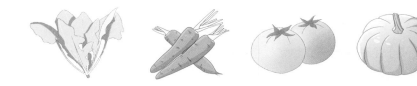

出汗多，
可能是脾胃气虚或脾胃积热

小儿汗证并不是危重症，也不是急症，几乎不危及生命。临床上，小儿汗证可分为生理性出汗与病理性出汗两种类型，前者对孩子健康没有影响，后者对健康有影响。家长们要学会辨别需要治疗的出汗情况，尽早治疗，让孩子有一个健康的身体。

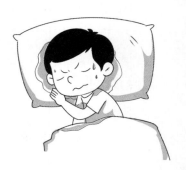

出汗类型辨别

【病例1】小米糕经常和小伙伴在操场疯玩，经常大汗淋漓，总背着一块小汗巾。但是身体结实，很少感冒。

【病例2】小黄豆是邻家男孩，憨厚可爱。经常出汗，每晚衣被皆湿，并且消瘦、便秘、饮食减少、经常感冒。

生理性出汗

小米糕属于生理性出汗，也就是指在排除一切病因之后，机体自身调节以适应体内外环境，保证新陈代谢正常进行的出汗。比如：在夏暑天气，孩子衣物过多，又活动过多，常会大汗淋漓；小婴儿有时用力吸奶或用力大便时，也可见到头部出汗；年长一点的孩子，进食过热食物或辛辣饮食，亦可以导致头身出汗。对于这种类型的出汗，家长只要让孩子适当饮水，保持小便通畅即可，不必给予药物治疗来止汗，也不必服用补药。

病理性出汗

小黄豆是病理性出汗，病理性出汗又分自汗和盗汗，前者是清醒安静状态下出汗，后者只是睡眠中出汗，就像小黄豆一样。

类型	辨别方法	症状表现	原因及对策
自汗	清醒时出汗	没有任何原因的出汗，全身、半身或某一局部出汗，量较大，常伴有疲惫、乏力、气短、畏寒等症状	多因身体虚弱、气阴两亏，津液外宣所致，治疗时须益气、生津、养阴；但如果不伴有疲劳乏力、容易感冒等症状，可不做疾病处理
盗汗	睡觉时出汗，浸湿枕巾，清醒时往往无汗；可与家人比较，大家在一个环境，其他家人不出汗	盗汗初期：可见饮食旺盛或减退，精神好，大便秘结，虽清瘦也不感疲乏，一天到晚玩耍不停	多是脾胃积热所致，治疗须清热通便
		长期盗汗：常出现阴虚，表现为唇舌红干，手足心热，口干，饮水多但不解渴，大便数天一次，粪便干且呈粒状	津液耗损过多所致，治疗时须养阴

中医方案

饮食调理

·盗汗的孩子必须调整饮食，控制油炸食品、甜食摄入量，多吃蔬菜、水果，这对治疗盗汗很有益处。

·自汗，如果伴有疲劳乏力，容易感冒，可选用山药粥，芡实粥等。

穴位敷贴

在医生指导下选择服用汤药，同时可以配合穴位外敷。即将口服的药物或者单独开具的外用中药，研磨成粉，用适量陈醋调匀，稍等片刻，待呈褐色膏状时，外敷患儿脐部，用特制脐疗贴或胶布固定，次晨取下，每日1次，一般4天为1疗程。民间有用五倍子粉外敷的方法，请在医生指导下使用。

治疗湿疹，
在用药的同时更要顾护好脾胃

小儿湿疹是一种临床表现为高度瘙痒的慢性、复发性、炎症性皮肤病变，多在出生后1~3个月内发病，并有逐年上升的趋势。有些孩子在上学后，湿疹会反复出现，时好时坏，甚至一直延续到成年。

湿疹的病因和临床表现

·湿疹病因：外部原因是胎毒积热、喂养不当；内部原因是脾胃虚弱。避免病因，对症治疗，对于湿疹的预防和治愈很有助益。

·临床表现：湿疹好发于皮肤褶皱处，皮损复杂多样，以皮肤红斑、丘疹、水疱、糜烂、渗出为主要表现，伴剧烈瘙痒，夜间明显。

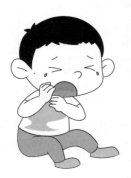

根据湿疹类型对症防治

婴幼儿湿疹也有程度上的区分，如果一定要从健康和疾病来区分，也可以分为生理性湿疹和病理性湿疹。

生理性湿疹

也称奶癣，一般见于母乳喂养的孩子，也会瘙痒。如果孕妈妈在孕期没有过度吃冷饮，这种湿疹比较容易好转；或者是哺乳期的妈妈吃了一些食品，但是对于孩子来讲是"新食品"，这个时候停掉即可。上述情况一般不需要治疗，可以自愈。如果孩子抓挠得厉害，可以在医生指导下使用医院配制的复方紫草油。

|自制单方紫草油|

配方： 药用紫草60克，麻油500~1000毫升。

做法： 先将紫草在麻油中浸泡48小时，再用大火煎熬至油面微微泛红，改小火煎熬至沸腾后离火，混匀，待冷却后使用。

用法： 一般用无菌纱布涂擦瘙痒处。如果瘙痒面积较大，可以每次选择一两处涂抹。不建议一次性全身涂抹，最多不能超过全身面积的1/3。

病理性湿疹

主要症状是局部破溃，瘙痒严重，影响患儿休息、吃奶等，甚至在学龄期前后依然困扰局部皮肤，必须积极治疗。中医药对于湿疹的治疗效果较好，比如针灸、外洗、口服汤剂等，不容易复发。

|马齿苋外洗方|

配方： 马齿苋30克。

做法： 将马齿苋水煎取汁，放凉后用6~7层纱布浸汁，稍拧，然后敷于湿疹处，每5分钟重复1次，每次15分钟，每日2~3次。

功效： 可清热利湿、凉血解毒，对于急性湿疹渗水较多的患儿尤其适宜。

根据体质进行饮食调养

体质类型	常见表现	饮食调养方法
脾虚湿热	多见头发油腻，大便黏腻	应清热润肠，服用甘凉类的食物，比如梨、荸荠；忌食辛热之品，比如鲍鱼、羊肉等
脾虚湿滞	多见形体肥胖，不爱运动，对季节变化适应能力差，大便稀烂不成形，婴儿多见喉间有痰，又不能咳出	宜食温燥化痰的甘温之品，比如陈皮红豆粥；忌食酸涩黏腻食物，比如过量的汤圆、月饼、奶油蛋糕等
阴虚质	多见身体消瘦，容易便秘	少吃辛辣，多选择滋阴的食品，如银耳、百合、鸭血等
特禀质	多见体质差，易过敏，或有先天性、遗传性疾病	孩子和哺乳期妈妈都应尽量减少过敏性食物的摄入

居家防护

· 做好皮肤预防，应给患儿选择柔软、干净、宽松的纯棉衣物。

· 避免过度清洗皮肤，控制水温，避免过烫。

· 家长一定要注意自己的情绪，不要将焦虑的情绪带给患儿，以免患儿因为皮肤瘙痒而自卑，影响康复。

· 勤给患儿洗手，剪短指甲，避免抓挠患处，使皮肤受损，加重病情。

海舒医生说

湿疹的剧烈瘙痒会令患儿烦躁不安、哭闹、睡不安稳，很容易使湿疹加重。所以，家长要注意抚慰患儿，如用手轻拍患儿背部，放一些舒缓的轻音乐或哼唱儿歌，使患儿保持心情愉悦，也能帮助患儿入眠，提高睡眠质量。

遗尿，
与脾、肺、肾都有关系

小儿遗尿，也是临床比较常见的儿科问题。古称"遗溺""尿床"等，是指5岁以上的孩子较长时间不能自主控制排尿，经常睡眠中小便自遗的一种病症。

遗尿的危害

遗尿虽不会对孩子造成明显伤害，但在长期遗尿过程中，所引起的恐惧、自卑、焦虑、抑郁、社交恐惧等精神心理问题，远大于疾病本身对孩子的危害，不但会对身心健康造成负面影响，还会给家庭成员带来心理压力及经济负担。

遗尿的体质与分型

中医认为，遗尿的发生在于：先天禀赋不足，肾中精气不充实，肾失温煦，膀胱虚寒，导致膀胱不能约束，使尿液失控。其病位主要在肾和膀胱，也与肺、脾、心、肝、三焦等脏腑精气不足有关。比如：肺属于上焦，有通调水道，使水液向下输入膀胱的功能，若肺气虚可以直接导致遗尿；脾为中焦，相当于人体中部，主运化水湿，性喜燥恶湿，若脾气虚可以直接导致遗尿★。

★ 资料来源：于作洋主编.《儿科疾病（大国医经典医案诠解（病症篇)）》

小儿遗尿病程长，易反复，饮食，精神刺激，甚至是劳累等因素都会影响病情，所以常常迁延难愈。

中医方案

中药汤剂

常用的药物有桑螵蛸散加减。民间有药膳记载，用量与疗程请在医生指导下使用。

| 药膳方 |

配方：益智仁1份，山药3份，桑螵蛸1份，猪膀胱1个。

做法：猪膀胱洗净，把上述中药装入猪膀胱内，放入锅中炖烂即可。

用法：每日1剂，每剂炖2次，第1次服汤，第2次连肉带汤一起服完。10剂为1个疗程。

推拿

临床上，结合推拿，往往会缩短疗程，取得较好疗效。总之，本病的治疗，最好选择综合治疗，单一的方法可能难以取得理想的效果。

处方

调五经，揉百会，揉外劳宫，揉腰骶与督脉，温运丹田★。

·调五经：脾经、肝经、心经，肺经、肾经。

【位置】五指螺纹面。拇指、食指、中指、无名指、小指依次为脾经，肝经，心经，肺经，肾经。

【操作】揉法。3~5分钟。

★ 资料来源：廖品东主编.《小儿推拿学》

· 内劳宫 ———————————————————————————————

【位置】手心正中央。

【操作】旋推法：以一手拇指置于内劳宫，其余四指固握孩子手腕，另一手食指、中指、无名指固定孩子前臂，拇指旋推，顺时针为补，逆时针为泻，向心（向上）推为补，离心（向下）推为泻。1~5分钟。

· 百会 ———————————————————————————————

【位置】头顶正中线与两耳尖连线的交点凹陷处。

【操作】揉法。1~5分钟。

· 外劳宫 ———————————————————————————————

【位置】手背正中央。

【操作】揉法。1~5分钟。

· 督脉 ———————————————————————————————

【位置】督脉：后背正中，整个脊柱，包含腰骶部。腰骶：臀部上缘水平面的脊椎及以下的所有脊椎骨。

【操作】揉法。腰骶部1~3分钟。用拳背从上至下叩击脊柱3~5遍，小鱼际纵向擦脊，微微发热。小儿身体娇嫩，注意力度。

· 丹田 ———————————————————————————————

【位置】小腹部。

【操作】揉法、摩法。5~10分钟，腹部有热感，并向内渗透。

疰夏，脾胃虚弱和脾虚湿滞的小儿最常见

疰夏是一种季节性疾病，是由于夏天气候炎热引起的身体不适，多见于婴幼儿，体质差者更易发病。秋凉后，疰夏多可自愈，有别于夏季热，而且疰夏会反复发作，在一定程度上会影响孩子的身心健康，比如发作时孩子抵抗力差，会发生其他疾病。

辨证要点

·入夏以后，孩子出现精神萎靡，倦怠乏力，身上微热，体温未必高于正常，食欲不振，大便不成形，形体消瘦。

·多有每年夏季反复发作史。

·临床体格检查及实验室检查无特殊异常。

证候与体质分类

证型	主证
脾虚湿滞型	胸闷恶心，倦怠乏力，面色萎黄，食欲不振，身热不扬；大便不调，小便色黄；舌质淡红，苔白腻或微黄腻
脾胃虚弱型	精神萎靡，倦怠乏力，不愿活动；口淡无味，食欲不佳，大便不成形；舌质偏淡，苔薄白

中医方案

对疰夏的调治，更多的是食疗与药膳，情况严重者需要中医治疗。

脾虚湿滞型

·中医认为，苦味的食物、药物具有清热的功效，所以夏季，可让孩子适当食"苦"，以清解暑热，但苦味仅仅作为辅助，不能作为正餐。

·饮食应以温软易消化、清淡富营养为要，讲究色、香、味、形的变化，促进孩子的食欲。

·讲究搭配：新鲜蔬菜、瓜果及鱼虾、瘦肉、豆制品、苦味食品等。

·避免食用辛辣、刺激的食物；少吃或者不吃油炸食品和各种甜食，以防助湿生热；忌过食生冷食物，如冰激凌、冰镇饮料、生鱼片等，以防损伤脾胃阳气。

·在医生指导下可适当选用健脾化湿的食物或药物，以药膳的方式，调整脾胃功能，如泽泻、荷叶、薏米、冬瓜、红豆、玉米须等。

食疗方

|白扁豆山药糕|

食材：白扁豆15克，山药60克，面粉300克，酵母、白糖各适量。

做法：

1. 发面。

2. 白扁豆、山药蒸熟后搅拌均匀，掺入面团中，做成剂子，蒸、烤均可。

用法：每周食用3~5次。

功效：健脾和胃。

脾胃虚弱型

|茯苓山药糕|

食材：山药60克，茯苓、芡实各15克，面粉400克，酵母、白糖各适量。

做法：

1. 发面。

2. 扁豆、山药、芡实蒸熟后搅拌均匀，掺入面团中，做成剂子，蒸、烤均可。

用法：每周食用3~5次。

功效：健脾化湿。

·在医生指导下可适当选用药食同源的药物，以药膳的方式，调整脾胃功能，如谷芽、麦芽、山楂、神曲、鸡内金、陈皮、甘草、莲子肉、扁豆、山药、芡实等。

·除非医生有医嘱，一般情况下小儿不宜服用党参、人参、黄芪、白术等补益药品。

食疗方

| 雪白莲子糕 |

食材：白茯苓、淮山药、芡实、莲子肉各200克，陈仓米（没有可用大米代替）250克，糯米25克，白糖50克或酌情减量。

做法：

1. 将上述四味药共研细末，再将药末和陈仓米、糯米一起放入碗内。
2. 上锅蒸熟取出，加入白糖拌匀，用小木模压块，晒干收藏。

用法：每周2~3次。

功效：健脾养胃，益气除湿。

海舒医生说

陈仓米，俗称老米，为储存年久的粳米。味甘淡性平，因米取陈者，气味俱尽，还归于淡，淡为五味之主，可以养胃气，渗湿化热，又可补脾阴，故具有养胃、渗湿、除烦之功，多用于病后虚弱、烦渴、泄泻、反胃、噤口痢等。如没有也可以用普通大米代替。

腹痛需辨证治疗，调理好脾胃是基础

腹痛是一种常见的症状，可以见于诸多疾病，有可能是器质性疾病，比如绞窄性肠梗阻、胃肠道穿孔、肠套叠及腹股沟疝嵌顿等，也可能是功能性的因素所导致，腹痛导致的健康风险极高，必须及时就医。如果经过医生诊断为功能性腹痛，可以通过居家调养康复。

> **功能性腹痛**
>
> 主要发生在胸骨以下、脐周及耻骨以上部位，以脐周疼痛最为常见；女孩的发病率高于男孩，多发生于学龄前

功能性腹痛属于中医范畴下的"小儿腹痛"，病因接近，症状类似，治疗上可以根据证型选择同一种方法治疗，中医叫作异病同治。

判断病因

中医认为，腹痛主要与孩子感受寒邪、饮食失调、脾胃虚寒、情志不畅等因素有关。

通过腹痛的部位了解病因

- ·大腹痛：病在脾胃、大肠、小肠，多为食积。
- ·小腹痛：病在膀胱、大肠，多为淋证。
- ·脐腹痛：多为虫积。
- ·右上腹痛：多为肝胆病变。
- ·少腹痛：偏于右侧多为肠痈；偏于左侧多为痢疾或便秘。

海舒医生说

腹痛最终的疾病定位，请谨遵医嘱，以免延误治疗。

通过腹痛的性质判断病因

腹痛类型	病因	症状
寒性痛	由寒邪引起的疼痛	痛多拘急，疼痛剧烈不间断，得温热疼痛会有所缓解，兼有口不渴、大便不成形、小便清利等症状
热性痛	由热邪引起的疼痛	痛位多在脐腹，腹痛胀满，疼痛拒按，得寒疼痛会有所缓解，兼有面赤唇红、口渴便秘、喜冷饮等症状

根据病史判断病因

腹痛类型	病史	症状
外感寒邪	感受风寒	突然腹痛，或阵发性发作，喜欢温热，哭闹，面青，唇紫暗，手脚怕冷，或者伴有感冒症状
饮食积滞	过量进食，或者饮食不洁	腹胀痛，拒按，食欲差，伴呕吐、腹泻，腹痛欲大便，便后腹痛减轻，烦躁哭闹，夜卧不安，舌苔白厚，脉滑，指纹滞
虫积	感染蛔虫等寄生虫	以脐周疼痛，痛无定时，时作时止，痛时腹部有硬结，时聚时散，散时不痛，患儿嬉戏如常。平时面黄肌瘦，或流涎，喜食异物，大便下虫，舌暗，脉促，指纹滞
脾胃虚寒	喂养不当等	腹痛长期反复发作，时作时止，面无血色或萎黄，精神萎靡，大便少而颜色偏淡，或者不成形，唇舌蛋白，苔白，脉细，指纹色淡

腹痛类型	病史	症状
肝郁气滞	有情志失调病史，比如分离焦虑，或是一些要求没得到满足	胀满胀痛，痛无定处。舌苔、脉象、指纹可以没有异常变化

中医方案

腹痛的治疗以调理气机、疏通经脉为基本原则。除了口服汤剂外，还可以选择针灸、推拿、拔罐等以提高疗效。中成药的使用一定谨遵医嘱，或在医生指导下作为家庭备药。

中成药处方

腹痛类型	中成药	用法用量
寒邪腹痛	纯阳正气丸	每次3~6克，每日2次，口服，用于中寒腹痛
	藿香正气液	每次5~10毫升，每日2~3次，口服
	良附丸	每次3~6克，每日2次，口服，用于中寒腹痛
食积腹痛	香砂平胃散	每次6克，每日1~2次，口服
	保和丸	每次3~6克，每日2次，口服
	大山楂丸	每次1丸，每日3次，口服
	王氏保赤丸	小于6个月每次服5粒；6个月~3岁，每超过1个月加1粒；大于3岁每超过1岁加5粒；8~14岁，每次服60粒。每日1次，重症每日2次；口服
虚寒腹痛	小建中丸	一次2~3粒，每日3次，口服
	健脾丸	每次3~6克，每日2次，口服
气滞腹痛	木香槟榔丸	每次6岁以下2~3克，7~10岁3~4克，11~14岁5~6克，每日2~3次；口服

上述中成药可以与其他中成药或者汤剂进行搭配，剂量也可以有相关变化，

但务必在医生指导下服用。当然，并不是所有类型的腹痛都可以通过中成药解决问题，比如虫积腹痛，需要迅速驱虫，养护脾胃，所以一般采用中西医结合的方法，用驱虫药配合健脾汤剂来治疗。

拔罐

拔罐，属于比较容易操作的居家措施，可以选择负压罐，或者是火罐。

取穴

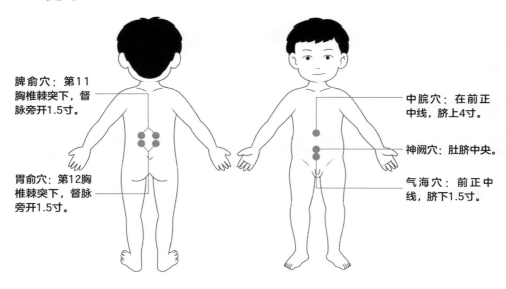

脾俞穴：第11胸椎棘突下，督脉旁开1.5寸。

胃俞穴：第12胸椎棘突下，督脉旁开1.5寸。

中脘穴：在前正中线，脐上4寸。

神阙穴：肚脐中央。

气海穴：前正中线，脐下1.5寸。

操作

根据孩子年龄、体形胖瘦等选用适当口径且罐口光滑的负压罐，神阙穴只适合闪罐，不适合停留时间过长，一般闪罐3~5次。其他穴位分别留罐3~5分钟，至局部皮肤充血，以孩子耐受为度。

局部艾灸

取穴

足三里穴：外膝眼下3寸，胫骨前嵴约一横指。

神阙穴：肚脐中央。

将艾条燃着的一端，在施灸部位做一上一下、忽近急远的动作，以局部皮肤潮红为度。每穴每次灸10~20分钟。

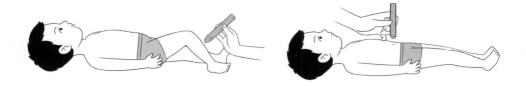

患过敏性鼻炎的小儿，多是脾肺气虚体质

过敏性鼻炎是一种常见的临床疾病，非常适合选择中医治疗。下面先从现代医学的角度给大家描述一下它的"全貌"。

过敏性鼻炎的症状全貌

典型症状

过敏性鼻炎的四大典型症状为：打喷嚏、清水样鼻涕、鼻痒、鼻塞。但不同年龄段的患儿具体的症状表现有所不同：

年龄段	主证	伴随症状
婴幼儿	鼻塞	伴随张口呼吸、打呼噜、喘息、喂养困难、揉鼻揉眼等
学龄前期	以鼻塞为主	伴有眼部症状、咳嗽
学龄期	以清水样涕为主	伴有眼部症状、鼻出血

体征

· 双侧鼻黏膜苍白、水肿，鼻腔有水样分泌物。

· 眼部体征主要为结膜充血、水肿。

· 婴幼儿常伴有湿疹，可伴有哮喘。

· 除此以外，还可能出现以下三种表现。

1. "过敏性黑眼圈"或"熊猫眼"：指下眼睑由于慢性充血变黑，黑色的深度与病程和疾病严重程度相关。

2. "过敏性敬礼症"：指孩子为缓解鼻痒和使鼻腔通畅而用手掌或手指揉鼻的动作。

3. "过敏性皱褶"：指孩子经常向下揉搓鼻尖，导致外鼻皮肤表面出现的横行皱纹。

过敏性鼻炎的分类

按症状发作时间分类

· 间歇性：症状发作＜4天/周，或＜连续4周。

· 持续性：症状发作，4天/周，且≥连续4周。

按过敏原种类分类

· 季节性：症状发作呈季节性，常见的致敏原包括花粉、真菌等季节性吸入物过敏原。花粉过敏引起的也称花粉症。不同地区的季节性过敏原曝露时间受地理环境和气候条件等因素影响。

·常年性：症状发作呈常年性，常见致敏原包括尘螨、蟑螂、动物皮屑等室内常年性吸入物过敏原，以及某些职业性过敏原，主要来自父母。

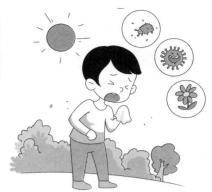

中医方案

过敏性鼻炎在脾肺气虚体质的孩子中最为常见，病程长的孩子可能有肾阳不足、瘀血、痰浊等不同类型。下面以脾肺气虚为例，讲讲有效的居家干预方法。

海舒医生说

目前常用的治疗方法包括非特异性治疗（H1受体阻滞剂、糖皮质激素、手术治疗等）和特异性治疗(脱敏和免疫疗法)。西药治疗有自己的适应范围，有一部分孩子停药后复发率高，其他治疗方法效果也并不明显，尤其是体质类型不同的孩子，缺乏个性化方案。此时选择中医治疗，可以取得令人满意的效果。从未经过西药治疗的孩子，也可以直接选择中医治疗。

穴位按摩或者局部艾灸

取穴

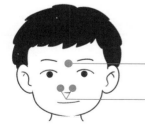

印堂穴：两眉头连线中点。

迎香穴：在鼻翼外缘中点旁，当鼻唇沟中间。

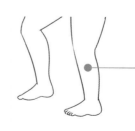

足三里穴：在小腿前外侧，外膝眼下3寸，距胫骨前缘一横指（孩子中指）。

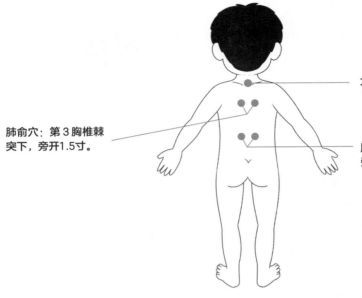

大椎穴：在后正中线上，第7颈椎棘突下凹陷中。

肺俞穴：第3胸椎棘突下，旁开1.5寸。

脾俞穴：第11胸椎棘突下，旁开1.5寸。

操作

·揉法：用拇指或食指指腹按揉每个穴位，每穴每次揉1~2分钟。

·以艾条间接灸穴位，一般距离穴位2~3寸左右，可以根据孩子的感受程度调节高度。一般持续5~15分钟，或者在医生指导下确定艾灸时间。

姜片刮痧法

此法是运用姜片辛温通散之效，推拿与刮痧并存，温通经络，可以选以下穴位，以背部和手部为主。

取穴

肺俞穴：在背部，第3胸椎棘突下，旁开1.5寸。

合谷穴：在手背，第1、2掌骨间，第二掌骨桡侧的中点处。

操作

使用一元硬币大小、厚度1.5~3厘米的生姜片，以手持方便为度。以姜片直接刮穴位，刮之前涂抹润滑油。

冬病夏治穴位敷贴

取穴

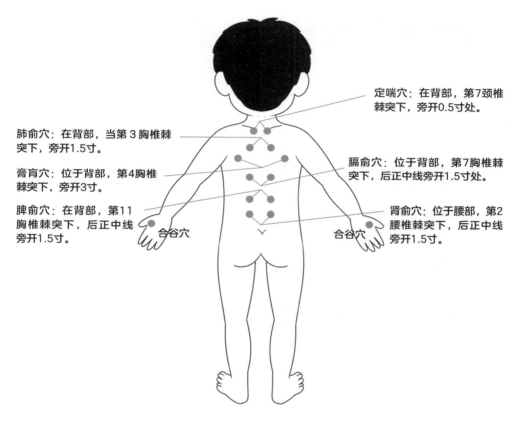

定喘穴：在背部，第7颈椎棘突下，旁开0.5寸处。

肺俞穴：在背部，当第3胸椎棘突下，旁开1.5寸。

膏肓穴：位于背部，第4胸椎棘突下，旁开3寸。

脾俞穴：在背部，第11胸椎棘突下，后正中线旁开1.5寸。

合谷穴

膈俞穴：位于背部，第7胸椎棘突下，后正中线旁开1.5寸处。

肾俞穴：位于腰部，第2腰椎棘突下，后正中线旁开1.5寸。

合谷穴

操作

药粉需要在医生指导下选择，比如黄芪、防风、白术、苍耳子等，研磨成粉末，用姜汁调成稠饼状，取1分钱硬币大小，固定于孩子的相应穴位处。3岁以下孩子敷贴时长一般不超过0.5小时，其他年龄应根据孩子的皮肤耐受情况而定，以1~2小时为限。1~3年为1个疗程。

小儿腺样体肥大，根源可能是肺脾肾不足

门诊经常有怀抱孩子的焦虑家长，其中很多人的焦虑就来自腺样体肥大。那么，到底什么是腺样体？为什么会引起家长的焦虑呢？

认识腺样体

腺样体接近扁桃体，都是人体组织的一部分，属于黏膜相关淋巴组织，具有重要的体液免疫功能。腺样体肥大是一个病理术语，令家长焦虑的在于症状。

确实令人焦虑的症状

对腺样体肥大症状，隋朝《诸病源候论》中做出过明确的描述："酣眠者……眠里喉咽有声也……迫隘喉咽，涩而不利，亦作声。"

金元时期的医家认为，"鼻窒，窒，塞也。"简单说，就是影响呼吸，出现鼻炎、鼻窦炎的症状，如打喷嚏、流鼻涕、头痛，还会出现睡眠当中呼吸暂停的情况。这样的孩子往往会自带"眼影"——黑眼圈。

找到原因

从西医角度来说，儿童时期腺样体反复炎症或周围组织炎症长期刺激，最终

可导致慢性鼻炎、鼻窦炎、中耳炎，严重时可引起阻塞性睡眠呼吸暂停低通气综合征，从而造成孩子睡眠及生活质量下降。个别孩子如果满足手术指征，其他方法治疗效果又不明显，可以在医生的指导下选择手术。

中医则认为，腺样体肥大主要涉及肺、脾、肾三个脏腑，肺脾不足较为常见，日积月累会使孩子的肾脏功能受到累及，最终导致"痰和瘀血"相互作用，引发疾病。而脾胃气虚、脾虚湿滞比较容易出现"鼻窒"。而且有以下情况的孩子，确实容易发生本病。

· 腺样体肥大在6~7岁最为显著，10岁后逐渐萎缩。

· 男孩的发病率要高于女孩。

· 一般是春季4月份发病率较高，4~6月的就诊孩子都比较多，到8~10月病例逐渐减少。

· 肥胖孩子更容易出现。

· 父母有一方睡觉打鼾或者吸烟的孩子，发病率也比较高。

中医方案

显然，对腺样体肥大来说，手术和免疫治疗不是长久之计，尤其是不同体质的孩子，用同样的方法，效果可能不明显。中医根据临床症状、体质，可以给出不同的治疗方案，当然，也可以与西医结合治疗，共同奏效。

中医除了使用中药汤剂之外，针刺、推拿、穴位按摩对本病也有很好的居家辅助作用，甚至能收获很好的疗效。

下面，就给家长们介绍一下推拿的方法。

处方

· 开天门，揉太阳，揉耳后高骨，揉迎香，黄蜂入洞★。

★ 资料来源：廖品东主编.《小儿推拿学》

操作

·开天门

【位置】两眉正中至前发际线成一直线。

【操作】以两拇指指腹交替从两眉正中推向前发际线，称为开天门。推1~2分钟。

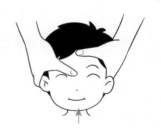

·揉太阳

【位置】外眼角和眉梢连线中点后方凹陷处。

【操作】揉1~2分钟。

·揉耳后高骨

【位置】耳后乳突下1寸凹陷中。

【操作】揉1~2分钟。

·揉迎香

【位置】鼻翼外缘，在鼻唇沟中取穴。

【操作】揉1~3分钟。

·黄蜂入洞

【位置】两鼻孔。

【操作】以食、中二指指端置于两鼻孔下揉30~40秒。

其他常见小儿皮肤病，养好脾胃促康复

痱子

痱子是因为天气炎热，排汗不畅，致使小汗腺导管内阻塞造成的，一般出现在比较容易出汗的地方，如头、背、脖子，而且痱子一般有发白的小尖。

自我辨识

有些家长分不清痱子和湿疹，其实二者有很大区别，家长要学会辨别。

区分要点	痱子	湿疹
发病速度	短时间内会长出一片，很快	几颗几颗较缓慢，不会一下子出现一大片
高发季节	夏季	一年四季都很常见
形状	都是一颗颗的，界限明显，有发白的小尖	多是小面积的，一片片的不规则，有脱屑、结痂、渗液等现象
好发部位	多汗部位，如额头、脖子、腋下、背部等	多出现在小腿、胳膊、头面等部位，前胸、后背和脖子等部位则很少见
引起原因	高温多汗，小汗腺导管堵塞	各种原因引起的炎性反应所致

中医预防与护理

· 环境凉爽。平时室内要通风，尤其是夏季要凉爽，保持清洁干燥。如果看到孩子身上出现了小红点状的痱子，首先要让孩子处在比较凉爽的环境中。

· 注意清洁卫生。经常给孩子洗澡，尤其是出汗后要马上洗澡，勿积汗；长了痱子的孩子，家长可每天用温水为孩子洗浴，水温控制在35℃左右，洗澡水中适当加些十滴水等中药制剂，可以起到缓解症状的作用；洗后扑些爽身粉或痱子粉，避免搔抓。

· 衣物舒适。尽量给孩子选择纯棉衣物，这类衣物吸汗透气性好，是夏季着装的首选。孩子衣服不要穿得过多、过厚、过硬，要勤换勤洗。

· 睡觉时适当给孩子翻身。孩子熟睡时容易出汗，所以家长最好每晚让孩子翻几次身，如果能换一次枕巾就更好了，颈背部透气就不容易出痱子。

掌握以上各点，痱子一般可自行消退，不用治疗。如果孩子皮肤已经出现小脓点等感染迹象，需要到医院治疗。如已经感染成脓疱疮时，可加用抗生素治疗。

脓疱疮

脓疱疮是孩子在夏秋季常见的一种急性化脓性皮肤病，好发于裸露部位，如面部突然发生丘疹、水疱，疱液开始澄清，后混浊化脓，疱壁较薄，易于破裂，破溃后可露出鲜红色湿润的糜烂面，数小时或1~2日迅速波及躯干各处，有时可并发败血症、肺炎、肾炎或脑膜炎。

那么，脓疱疮要如何防治呢？

· 室内注意通风散热，孩子应立即隔离，凡患有化脓性皮肤病的医护人员、家属均不能与婴幼儿接触。

· 对孩子皮肤应注意清洁卫生，常洗澡，衣被、尿布应勤换洗，洗后用开水烫洗消毒。

· 全身治疗：及时给予有效的抗生素治疗，并给予支持疗法，及时治疗并发症。

·局部治疗：注意保护创面，避免摩擦，无菌的情况下剪破疱壁，吸取疱液，可外涂医用软膏。

丘疹性荨麻疹

丘疹性荨麻疹，多表现为不明原因的皮肤痒、红、肿，皮疹高出皮肤，可能会有局部温度略高。往往与昆虫叮咬有关，被认为属于迟发型变态反应性皮肤病。

发病原因与症状

气温高、雨水多、潮湿温暖的环境，会使蚊虫生长繁殖迅速，因此，夏季因蚊虫叮咬患上皮肤病的孩子数量也在猛增。家长如何判断呢？

·有蚊虫叮咬史。

·比较局限的丘疹性荨麻疹，皮肤局部有蚕豆大小的疙瘩，上面往往顶个小米粒大小的水疱。

·多见于四肢。

·易复发，新皮疹常成批、反复出现。

丘疹性荨麻疹的防治

·夏天，家长可给孩子穿白色或浅色的长袖衣服和鞋帽，避免去人迹罕至的树丛、草地，尤其是异地旅行，请遵守当地习俗。

·野餐时小心盖住食品，不要从开着的饮料罐里喝东西，不要吃落地或过熟的水果。

·不要搽香水或用香味浓烈的清洁皂。

·一旦被蚊虫叮咬，可以将肥皂或小苏打稀释后进行局部涂抹，以中和蚊虫的酸性毒素，减轻红肿，还可以用花露水、炉甘石洗剂等擦洗叮咬处以止痒。

·如果有家长不能控制的症状出现，或者皮损较为严重的话，一定要带孩子到医院就诊，以免造成感染。

水痘

　　水痘是一种由病毒感染引起的急性传染病，好发于1~10岁的小儿，其传染性很强，容易在幼儿园或学校流行。

水痘的症状和发病过程

　　水痘较容易认出，它的发病过程大致经过以下四个阶段：

　　1.潜伏期。2~3周，有一些轻微的全身症状，如轻度发热、全身倦怠、头痛、食欲减退。

　　2.出痘期。1~2天即可出现皮损，首先从颜面开始，其次耳后、躯干、四肢，水痘初起为红色针头大小的斑疹或小丘疹，之后迅速变为米粒至豌豆大的圆形水疱。

　　3.结痂期。4~5天后水疱逐渐干燥结痂。

　　4.恢复期。水痘变成疮痂后1~2周，疮痂脱落，孩子的皮肤慢慢愈合，恢复如初。

水痘的护理

　　·首先要隔离在家，不要到学校、幼儿园及公共场所，以免传染他人，需隔离至全部皮损干燥结痂为止。

　　·注意多卧床休息，室内保持空气新鲜，避免冷风直吹。

　　·多喝开水，吃些易消化的清淡食物，少食鱼、虾、蟹、牛肉等食物。

　　·内衣要经常更换，不要乱抓痘疹，破溃的水痘可外涂龙胆紫，痒时可外涂炉甘石洗剂止痒。

第三章

药食同源，
顾护脾胃，助力小儿体质

"毒药攻邪，五谷为养，五果为助，五畜为益，五菜为充。气味合而服之，以补精益气。此五者，有辛、酸、甘、苦、咸，各有所利，或散，或收，或缓，或坚，或软。四时五脏，病随五味所宜也。"——《黄帝内经·素问·脏气法时论》

上述记载的是古代医家对食材的认识，这很可能是营养学的萌芽。这段话的意思可以理解为：当我们使用药物抵御外来邪气时，要有来自食品对身体的保护，一是预防药物、疾病对身体的侵害；二是有助于身体驱邪外出。食疗药膳虽不能代替治疗，但可以在医生指导下配合治疗，早日达到康复目的。

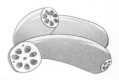

藕粉，小儿的天然食材——小娃撑小艇，偷采白莲回

"新采嫩藕胜太医，"民间不医自治的传说不少，但不管真假，小儿吃藕粉，确实益处多多。生藕性寒，有消瘀清热的功效，但食之会刺激脾胃。把生藕加工至熟后，其性就由凉变温了，虽然失去了消瘀清热的作用，但却对脾胃有益，有养胃滋阴、益血、止泻的功效。对于脾胃虚弱、脾胃积滞体质出现的感冒、腹泻等小问题很有帮助，藕粉尤其适宜病后康复和帮助止泻。

藕粉

食材：新鲜莲藕适量。

做法：

1. 把藕连皮切成薄片，为了加快干燥速度，可以先蒸上 5 分钟。

2. 把藕片平铺在干净的纱布上晒干，等晒干、晒透后，放入研钵中捣成粉末即可。

用法：

· 小儿腹泻：用藕粉或白粥，止泻效果好，并且养护脾胃。用于止泻时，可根据情况，适当补充食盐。

· 在添加辅食时，藕粉也是首选。作为辅食，可以不添加其他食品。

· 加餐：适合能够自己进食的小儿，可以适当加糖桂花等。

功效：补脾益胃。

注意：挑选藕的时候，要挑表面发黄、藕体粗壮的，断口的地方有一股清香更好。

此红豆非彼红豆——玲珑
骰子安红豆，入骨相思知不知

这里的红豆，指的是我们平时吃的。李时珍称红豆为"心之谷"。味甘、酸，性平，具有清热解毒、健脾益胃、利尿消肿、通气除烦的功效，可治疗小便不利、脾虚水肿、脚气症等。

海舒医生说

月经初潮一般在12~14岁左右，正好是小升初的时候，功课紧张，有些女孩会出现气血虚弱的症状，有的可能是缺铁性贫血，主要表现为身体虚弱、面色苍白、活动后容易呼吸短促、四肢乏力、头晕、动则汗出、语声低微。一般需要服用铁剂来治疗，而配合红豆作为食疗辅助，不仅可以巩固治疗效果，还可以相对减轻铁剂对胃部的刺激，降低不良反应。当然，需要在医生指导下食用。

红豆红枣粥

食材：红豆100克，红枣50克，红糖适量。

做法：

1. 将红豆洗净，用清水浸泡3~4小时。

2. 红枣洗净。

3. 将所有食材一起放入锅中，加入适量清水，大火煮沸后，转小火煮至豆烂即可。

用法：每日2次，1个月为1疗程。

功效：补气养血。

山药助益小儿成长——
谁种山中玉，修圆故自匀

山药作为药食同源界的终身成就奖获得者，大家并不陌生。山药，味甘，性温。主伤中，补虚羸，除寒热邪气，补中，益气力，长肌肉，《神农本草经》中将其列为上品。山药软糯，适合为小儿添加辅食，而且可以同诸多食材一同烹饪。更重要的是，山药适合各种不同的体质，即便是特禀质也可以食用。

【病例】小米粒，2岁，患了婴幼儿腹泻，主要表现为大便性状改变，不仅不成形，甚至是水样便、泡沫样便或蛋花汤样便，每天便次在4次以上，轻中度脱水貌，大便镜检无红细胞、白细胞。

山药薏米神曲糯米粥

食材：炒山药、炒薏米、神曲各30克，糯米30克，红糖、盐各适量。

做法：

1. 将炒山药研成粗末备用；糯米炒至微黄。
2. 取山药末10克同炒糯米一起放入锅中，加适量水共同煮成稀粥，熟后加适量红糖、盐调服。

用法：每天3~4次。

功效：补脾益气。

【病例】邻家小宝，6岁，男孩，奶奶说他口燥咽干、比较瘦弱，而且盗汗，医院检查没有疾病。根据医生判断，小宝属于阴虚体质，喂养不当，所以出现此症状。

珠玉二宝粥

食材：山药、薏米各60克，柿饼30克，白糖适量。

做法：

1. 薏米加水煮至烂熟。

2. 将山药捣碎，柿饼切丁，放入粥中，继续煮片刻即成粥糊。

用法：服时可酌加白糖，早晚食之为宜。疗程约3个月。

功效：滋阴清热。

注意：此法效果较好，但阴虚体质的小儿并不多见，请在医生指导下食用。

山药粥

食材：山药30克，粳米50克。

做法：共同煮粥食用。

用法：每天1~2次。可以长期食用，具有健身作用。

功效：益气健脾。适用于脾虚食少、形体消瘦、慢性泄泻等病症。

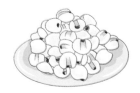
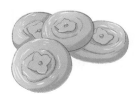

红枣健脾，不可多食——
甜出诸饧上，香居百果前

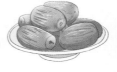

历代本草著作普遍认为：红枣味甘性温，有补中益气、养血安神、缓和药性的功效。从现代营养学角度来说，红枣含有丰富的维生素A、B族维生素及维生素C等，还会有18种氨基酸、矿物质，因此被誉为"百果之王"，非常适合给小儿补脾食用。

枣泥山药糕

食材：山药500克，红枣250克，香油、白糖、糖桂花各适量。

做法：

1. 将红枣洗净、去核、上锅蒸烂，取出过细筛备用。

2. 将锅烧热并放入香油，把过好筛的红枣加入白糖一同炒，炒至枣泥不沾手且出香味时出锅，放少许糖桂花即成枣泥，冷却后备用。

3. 山药洗净蒸熟后去皮，过细筛，用消毒过的布反复揉搓，使之成为细腻的山药面团。

4. 取一块山药面团包入适量的枣泥后收口，放入消毒过的模具内，取出即可。

用法：很适合为小儿添加辅食。

功效：醒脾效果较佳。

润肺家中宝，妙用梨来调——
庭前八月梨枣熟，一日能上树千回

梨的品种非常多，主要有白梨、沙梨和西洋梨三个体系，其中白梨汁多甜美，沙梨口感好，细腻多汁，西洋梨系的香气较为明显。

· 白梨：七月酥、早酥、砀山梨、雪花梨、鸭梨、玉露香果。

· 沙梨：幸水、雪青、黄冠、圆黄、翠冠、丰水、金二十世纪、新高、黄金、秋月果。

· 西洋梨：三季梨、早红考密斯、巴梨、康佛伦斯等。

梨的品种这么多，是不是都具有药用功能呢？

早在唐代以前的本草类书籍中，对梨的属性已经有了详细描述，《新修本草》中记载："梨，味苦，寒。多食令人寒中，金创，乳妇尤不可食。梨种复殊多，并皆冷利，俗人以为快果，不入药用，食之损人。"翻译成白话文，就是说梨性寒，过量食用容易使人中焦脾胃运化功能失调，蒸熟了吃，具有一定的药用价值。

【病例】张乖乖，5岁，活泼好动喜欢肉食，不喜欢蔬菜，还喜欢冷饮和炸鸡。秋季感冒痊愈了，但咳嗽持续了一个多月还没好。舌苔是薄黄的，痰液呈黄色，黏稠度高，不容易咳出，还伴有身热，一般不高于37.5℃，咽喉干痛、口渴，或者伴有口臭。

贝母蒸梨

食材：蒸煮后口感细腻的梨都可以；润肺化痰选川贝，清热化痰选浙贝。

做法：

1. 将贝母浸泡至手捏上去有些软，或者在药店打碎。

2. 梨不削皮，从中间切成两半，去掉梨核，将贝母放入梨中，再将梨合上，用绳子捆绑固定，不需要加冰糖也可以不加水，放入炖盅蒸30分钟食可。

用法： 吃梨喝汤。如果孩子比较小，梨可以分3次吃，每次一定加热后食用。

功效： 化痰止咳。

海舒医生说

使用哪种贝母，如何蒸，怎么吃，什么时候吃都是有学问的。贝母一般分为川贝和浙贝，二者都可以止咳化痰，都偏于寒性。浙贝母的泻火功效要优于川贝母。普通的风热咳嗽既可选择川贝母，也可选择浙贝母。川贝药性和缓，气味不浓，更适合体弱的孩子。年轻人则可以根据体质特征选择浙贝母。

感冒初期的咳嗽，一般也不适合食用贝母蒸梨。因为无论哪种贝母，都具有收敛的性质，对于感冒咳嗽来说，医理上应该讲究的是驱散外邪。如果在感冒初期就靠贝母蒸梨来治疗，很可能适得其反。只有在感冒中后期出现了风热类型的慢性咳嗽迁延不愈时，食用贝母蒸梨才有效，如果是风寒类型的咳嗽，也会适得其反。

【病例】 李子，6岁。3年来，每到冬春季节即反复出现咳嗽，以夜间为重，偶有喉中痰鸣，不发热、怕冷，偶尔有气喘，食欲、二便正常。

花椒蒸梨

食材： 鸭梨1个（尽量选择不甜的梨，口感好一些），花椒1撮（10~15粒左右）。

做法：

1. 鸭梨不去皮，用刀将梨从中间切开，挖去梨核。

2. 将花椒放入梨心，将梨合拢，用线绳固定，碗内可以不加水，蒸15~20分钟后取出即可。

用法： 弃去花椒，食梨，每日半个或1个，分3次食用，每次温服。

功效： 散寒止咳。

核桃仁蒸雪梨

食材： 雪梨1个，生核桃仁2颗（外衣不要去除），冰糖2颗（5~10克）。

做法： 雪梨不去皮，切成片或者块，加冰糖和核桃仁，上锅蒸熟即可。

用法： 每天半个或1个，一般食用3~5天。

功效： 润肺固肾。

烤梨

食材： 梨1个。

做法： 将梨放在炉上烤熟以后食用，最好是炭火，如果没用，烤箱也可以。

用法： 每天半个或1个，一般食用3~5天。

功效： 祛寒止咳。适用于风寒咳嗽。

注意： "裸"烤，不加任何药材。

海舒医生说

除了寒咳可以吃烤梨外，其他几种咳嗽怎么吃梨呢？

· 热咳：发热咳嗽，可以辅助蒸梨。"裸"蒸，不加任何药材。

· 虚咳：如肺虚咳嗽，食煮梨为佳。将梨放在砂锅里煮烂食用，止虚咳效果较好，亦治喘咳症。"裸"煮，不加任何药材。

· 干咳：干咳无痰，唇干舌燥，也叫燥咳。用梨榨汁，每天早晚给孩子喝一小茶杯，可起到生津止渴、润燥止咳的作用；蒸熟也可以。

一般食用1周，每天半个或1个梨。对于以上方法，家长如果不能掌握，请谨遵医嘱。

地下雪梨（荸荠）的妙用——
凫茈小甑炊，丹柿青篾络

荸荠味甘，性寒，具有清热除烦、祛痰、消积、杀菌之效，故被誉之为"地下雪梨"。人的面部如果患上癣疾，可削荸荠擦之，多擦几次后便可痊愈。

荸荠是南方常见的食品，美食家胡竹峰介绍其食荸荠的经验与感受，称："荸荠生吃，清清爽爽，有春来野草之气。荸荠蒸吃，有盛夏黄昏之味。荸荠蘸糖，又差不多是秋意浓、衣衫薄的况味。"不同的吃法能品出季节变迁，境界！

下面就给大家介绍几种荸荠的食疗方。

马蹄糕

食材：糯米500克，去皮荸荠100~200克，红糖50克，白糖30克，植物油20克。

做法：

1. 将糯米洗净，用清水（冬天用温水）浸泡1~2天。另换清水，磨成米浆，装入布袋，挤干水分。

2. 荸荠切成小粒，放入米浆中，拌匀。

3. 蒸锅置火上，将湿纱布铺在蒸笼格内，水沸后倒入米浆，蒸30分钟左右。

4. 将蒸熟的浆坨倒在涂了少许植物油的案板上，放入红糖、白糖，手上抹些油，趁热（以不烫手为宜）搓成横断面呈半圆形的长条，用刀切成薄厚均匀的块，形似马蹄，摆入烤盘。

5. 烤箱预热，180度烤10分钟，放入烤盘，烤成焦黄色即成。

用法：注意每天糖的总体摄入量。一般可以连续食用1~2周，每天1次。

功效：健脾消食。

荸荠爆炒兔肉

食材：兔肉200克，柿子椒（青、红）各20克，荸荠50克，鸡蛋1个，胡椒粉1克，松子仁15克，盐4克，玉米淀粉25克，料酒10克，色拉油适量。

做法：

1. 将兔肉切成方丁，放入盐、料酒腌渍入味；荸荠去皮洗净，切成小丁；柿子椒分别切成小丁。

2. 鸡蛋清与玉米淀粉调匀成蛋清糊，与兔肉丁拌匀。

3. 松子仁焯水后用油炸酥。

4. 将盐、胡椒粉、玉米淀粉调匀成芡汁。

5. 炒锅置火上，加入色拉油烧热，放入兔肉丁炒匀后捞出。

6. 另取锅置旺火上，加入色拉油烧热，放入柿子椒丁炒香，放入兔肉丁、荸荠丁炒匀，加入调味芡汁，收汁后加入松子仁，起锅、装盘即成。

用法：按需取食。

功效：开胃。

海舒医生说

荸荠性寒，可以搭配猪肉、兔肉、鸡肉等温热的食材，能适合各类人群食用，比如这款荸荠爆炒兔肉，寒热并用的吃法，就是南方餐桌上的常见佳肴。

荸荠猪肉丸子

食材：猪五花肉（三肥七瘦）400克，荸荠150克，鸡蛋2个，水淀粉25克，低筋面粉50克，葱段50克，姜片20克，八角1个，花椒5克，蚝油、红烧汁各30克，白糖6克，加饭酒、盐、胡椒粉各适量。

做法：

1. 五花肉剁成肉馅，荸荠切碎备用。

2. 砂锅内放水，烧开后放入八角、花椒、姜片、葱段，煮5分钟，放凉后把料捞出，汁水备用。

3. 肉馅和荸荠碎加入煮好的料水搅拌，打入鸡蛋，加适量的盐，搅拌至肉馅上劲，再加入面粉，搅拌均匀，揉成球。

4. 锅内放油烧热，放入肉丸子，炸至表皮微黄立即捞出。

5. 将炸好的丸子放入锅内，加入之前的料水，放入蚝油、红烧汁、白糖、加饭酒、盐、胡椒粉，中火炖40~50分钟。

6. 汤汁收干后将丸子盛出，喜欢浓稠的汤汁可加水淀粉勾芡，淋在丸子上即可。

用法： 按需取食。

功效： 补脾开胃。

家常鱼饼

食材： 净鳡鱼肉750克，荸荠100克，猪肥膘肉50克，火腿30克，鸡蛋2个，葱姜水20克，葱花、姜片、蒜片各3克，豆瓣40克，泡辣椒10克，盐、胡椒粉、白糖、料酒各适量，鲜汤300克，淀粉30克，色拉油500克。

做法：

1. 净鳡鱼肉、荸荠、火腿、猪肥膘肉分别切成粒，装入盆中，加入盐、胡椒粉、料酒、葱姜水、淀粉和鸡蛋，搅打均匀后做成圆球状，再压成饼状，待用；豆瓣、泡辣椒剁细。

2. 炒锅置火上，加油烧热，放入鱼饼，炸至金黄时捞出。

3. 另取锅置火上，加入色拉油烧热，下葱花、姜片、蒜片、豆瓣、泡辣椒炒香，加入鲜汤烧出味，打出料渣，再调入盐、白糖，下入炸好的鱼饼烧至入味，起锅、装盘即可。

用法： 按需取食。

功效： 补虚开胃。

注意： 如果小儿有皮肤病、咳嗽、感冒等疾病，可以不放辣椒。

吃柿子的正确打开方式——
柿叶红如染，横陈几席间

柿子是一种药食同源的果品，具有多种保健功能。柿果味甘涩、微寒、无毒；新鲜柿子有凉血止血作用；柿霜润肺，可用于咽干、口舌生疮等；柿饼和胃止血。柿子还可用于治疗肺热咳嗽、口干口渴、呕吐、泄泻，尤其在辅助治疗小儿咳嗽方面效果很好，下面就给大家推荐几种食疗方。

蒸柿饼

食材：柿饼3个。

做法：将柿饼洗净，加少量清水，放入锅中隔水蒸至柿饼软后食用。

用法：每天半个或1个，连续1周。

功效：有助于化痰，适合各种痰较多的咳嗽。

柿梨汤

食材：梨1个，柿饼2个。

做法：同煎食用。

用法：视病情而定，可以食用1~3个月。

功效：适用于肺肾阴虚的咳嗽。

核桃仁益智——山农称作摇钱树，金果飘香在五湖

营养学界认为核桃仁中的天冬氨酸、谷氨酸和精氨酸，对小儿的智力、语言等生理功能的发育具有积极意义。在中医典籍《证类本草》中，对核桃仁也有详细记载："味甘，平，无毒。食之令人肥健，润肌，黑发。"古人如何知道核桃仁与大脑的补益关系，现在不得而知，但是有效。而且古人还发明了许多核桃仁的食用方法。

·家常小吃：火锅蘸料（核桃仁花生碎）、北京核桃仁蒜泥、云南鲜核桃仁炒白菜、贵州待客零食、西藏核桃酥油茶、青海核桃仁奶茶、甘肃炒豆腐丁、河南蒸馍馅料、新疆抓饭佐料等。

·主食点心等：核桃仁蘸、核桃仁薄脆、各地的咸甜核桃仁罐头、琥珀桃仁罐头等。

蒸核桃仁

食材：核桃仁1000克。

做法：将核桃仁捣烂，蒸熟即可。

用法：每天早、晚各取1汤匙，加白糖冲服。给小儿食用时可以根据医生的指导建议，酌情减量。

功效：益智。

小儿初识芝麻好——淮乡久住已成俗，客至亦复研芝麻

中医认为，芝麻味甘，性平，有滋补肝肾、益血润肠、通便、通乳等作用。芝麻中含有丰富的亚油酸、油酸、铁等营养素，特别是黑芝麻还有明目的功效，对于视力正在发育的小儿来说是个不错的选择。但注意，芝麻一定要炒熟吃。

黑芝麻馒头

食材：普通面粉500克，熟黑芝麻50克，干酵母18克，白糖、盐各少许，温水约300毫升。

做法：

1. 将熟黑芝麻用研磨机磨成粉末状，倒入盛有面粉的盆里充分拌匀。

2. 备35℃温水50克，加入干酵母、白糖，搅至化开后静置5~10分钟，待酵母液表面出现厚厚的一层小气泡时再倒入面粉盆，加入一点盐，和成表面光滑的面团，放置温暖处发酵至两倍大。

3. 面板上撒上少许面粉，将发好的面倒在面板上充分揉至表面光滑，然后分成两块，分别制成厚度为0.7厘米的长方形，再分别卷成长柱状后切成大小均匀的小馒头。

4. 将小馒头盖上湿纱布或保鲜膜饧30分钟，然后冷水上锅，用中小火烧开，蒸18分钟即可。

用法：可以作为辅食点心。

功效：润肠，明目。也可以在面粉中加入山药粉、芡实粉等，有利于健脾养肺。

清暑益气，乌梅有功——
一盏寒浆驱暑热，令人长忆信远斋

乌梅是酸梅汤中的主角。清代《冯氏锦囊秘录》记载："乌梅，味最酸，所谓曲直作酸是也。……舌下有四窍，两通胆液，故食酸则生津也。"说明酸梅汤是消暑解渴的佳饮，还具有降肝火、促进脾胃消化、滋养肝脏的功效。

酸梅汤

食材：乌梅干10~15克，山楂干10克，陈皮12克，甘草5克，冰糖、桂花各适量，水800毫升。

做法：

1. 把冰糖敲碎；将乌梅干、山楂干、陈皮、甘草一起入锅，加入清水大火煮开后转中火，保持沸腾煮30~40分钟。
2. 加入冰糖再煮10分钟，期间尝尝味道，调节冰糖的用量，最后加入桂花关火。
3. 冷却至室温，过滤出固体，冷藏或加入冰块饮用口感更佳。

用法：适合伏天饮用，可以频服，但不能代替白开水。

功效：解暑安神。

海舒医生说

如果小儿喝酸梅汤拉肚子的话，就说明其为寒湿体质，因为乌梅中含有丰富的苹果酸，可以把身体内的一些水分引入到大肠内，起到润肠通便的作用。

山楂小食功效大——
翁夸酒重碧，孙爱果初红

山楂是小儿食疗中的一个重磅明星食品。为什么？因为它既是药物，有较高的药理活性，还是常用的食材。有些种类的山楂口感较为脆甜，鲜食性较好，且营养非常丰富，尤其是维生素C、钾、钙、磷等营养素含量很高。

中医认为，山楂味甘、酸，性微温，入脾、胃、肝经，具有消食健胃、活血化瘀、驱虫之功效。小儿食积是常见的临床症状，而山楂主治食积。下面就给大家介绍几个山楂的食疗方。

自制果丹皮

食材：新鲜山楂300克，白糖30克。

做法：

1. 新鲜山楂洗净去核，加150毫升水、白糖15克，煮7~8分钟，果肉按压碾碎。

2. 将山楂果肉倒入搅拌机中，打成泥，过滤，重新倒入锅中翻炒。

3. 将剩下的15克白糖加入果泥中，中小火翻炒，直到糖全部化开。

4. 将果泥用刮板均匀地抹在不粘烤盘上，1~2毫米的厚度即可；烤箱100度烘烤40~60分钟，取出放凉即可。

用法：按需食用。注意糖的摄入量。

功效：消食健胃，尤其擅长清除肉食、面食积滞。

山楂糕

食材：鲜山楂2000克，水2000克，白糖、白醋各适量。

做法：

1. 鲜山楂洗净，去柄，对半划开，去子，泡进加有2勺白醋的水里，以延缓氧化。

2. 山楂带水一起打成果泥，放入不锈钢锅内，加白糖煮，大火烧开后转小火，并不停搅拌，直到果泥变得透明。

3. 把熬好的果泥倒进抹了油的烤盘里，表面快速用刮板刮匀，放凉，等果泥凝固后倒扣脱模即可。

用法：注意每天糖的摄入总量。按需取食。

功效：消食化滞。适合消化肉食积滞。

茯苓山楂饼干

食材：茯苓30克，干山楂15克，低筋粉300克，黄油50~70克，白糖40克，鸡蛋3~5个。

做法：

1. 将茯苓、干山楂打粉备用。

2. 用打蛋器把黄油打碎，加入鸡蛋、白糖，打成蓬松状。

3. 加入茯苓粉、山楂粉、低筋粉揉成团，放在冰箱里冷藏30分钟。

4. 擀成薄片，用磨具按出孩子喜欢的形状。

5. 入烤箱150℃烤20分钟即可。

用法：按需取食。

功效：有利于消化，提高免疫力。

妈妈味道的桑葚——情怀
已酿深深紫，未品酸甜尽可知

桑葚是桑树的成熟果实，为桑科植物桑树的干燥果穗。早在两千多年前，就已经是皇帝的御用补品。成熟的桑葚酸甜适口，营养丰富，是应季食品，对于孩子来讲，吃个"新鲜"二字，如同妈妈牵着孩子的手，温馨而又短暂，孩子长大后，妈妈就放开了那只胖嘟嘟的手，不过温暖一直在。

《诗经·鲁颂·泮水》中记载："食我桑葚，怀我好音"。《神农本草经疏》记载："味甘，寒，无毒。单食，止消渴。陈藏器：利五脏、关节，通血气，久服不饥，安魂镇神，令人聪明，变白不老。"

现代研究也证实，桑葚中含有丰富的活性蛋白、多种维生素、矿物质，以及白藜芦醇、花青素等活性成分，营养价值是苹果的5~6倍，是葡萄的4倍，也因此被医学界誉为"21世纪的最佳保健果品"。其中的花青素是成就桑葚"明星地位"的成分之一，它是目前为止所知晓的最有效的天然自由基清除剂，还具有抗炎、抗感染、活化视网膜的作用。

但是，要提醒家长朋友们，桑葚虽好，但其性寒，所以，不能一次大量食用，且脾虚、大便不成形的孩子更要慎用。

桑葚芝麻蜂蜜膏

食材： 新鲜桑葚250克，熟黑芝麻250克，蜂蜜适量。

做法：

1. 将新鲜桑葚、黑芝麻泡水后洗净，一同捣烂。

2. 然后加入蜂蜜，调匀成膏状，装入瓷瓶备用。

用法：使用时，每次取蜜膏6~10克，用白开水送服；或者加热后食用。每日食用3次，连服1~3个月。具体疗程请在医生指导下使用。

功效：滋补肝肾，补血润肠。

桑葚牛奶汁

食材：鲜桑葚100克，纯牛奶200毫升，蜂蜜适量。

做法：

1. 将桑葚用淡盐水浸泡10分钟后洗净，放入原汁机中榨成汁。

2. 倒入纯牛奶、蜂蜜，搅拌融合即可。

用法：每次1杯，100~200毫升左右。

功效：补肾养血。

海舒医生说

"少白头"，是发生于儿童及青少年的一种后天性头发变白的疾病。中医认为，后天性少白头主要是肝肾不足所致，即在少白头的病因当中，有一个类型叫作肝肾阴虚，治疗时应以补肝肾为主。中医认为："肝藏血，发为血之余；肾藏精，其华在发，"肝肾两脏如果精血亏虚，在外的表现就是头发失去滋养而无光泽，甚至早白、脱落。因此，头发的光泽、多少、厚薄等与肝肾功能密切相关。肝肾精血充足，头发浓密黑亮，反之则稀疏花白。但如果是疾病引起的，先对因治疗，并在医生指导下确认是否属于肝肾阴虚，如果符合证型特点，治疗和辅助食疗可以同时进行，一般食疗的时间要长于治疗时间。

在用桑葚制作食物时，注意不要用金属器皿，特别是镀锌的容器，如果用其盛放酸性饮品，那么容器中的锌就可能溶解于饮品中，时间放置越久，溶出的锌也越多。当人体内摄入的锌超过正常人的供应量时，由于体质不同，有的儿童可能会出现金属锌中毒(铜器也可能发生同样情况)。

荷叶，不做小胖墩的秘籍——
接天莲叶无穷碧，映日荷花别样红

荷叶作为药食同源佳品的强大地位，与它的分布广泛不无关系，分布地区为黄河流域、长江流域与珠江流域。荷叶自身含有莲碱、荷叶碱等同类生物碱，含有柠檬酸、葡萄糖酸、琥珀酸等有机酸，以及黄酮类等各种治病的有效活性成分。其中的抗氧化剂，能帮助降低人体内有害的自由基，增强毛细血管的强度。药理实验也表明，荷叶能通过扩张血管降低血压，还能降低血清胆固醇，起到降低血脂、减肥的功效。

在中医著作中，对荷叶的功效也有详细记载，比如明代《本草通玄》中记载："荷叶开胃消食，止血固精。"《本草纲目》中记载荷叶"升发元气，裨助脾胃，涩精滑，散瘀血，消水肿，痛肿"。用荷叶制成的美食，对于肥胖儿童是一种福利。

荷叶粥

食材：鲜荷叶1大张，粳米40克，糯米60克。

做法：

1.用清水将荷叶洗净，水煎，去渣取汁。亦可将洗净的荷叶装入纱布袋，扎紧煎汁。

2.将粳米和糯米放入砂锅中，加水大火煮沸，然后用一张洗净的荷叶盖住砂锅，用小火炖熟，粥快熟时放入荷叶汁，煮沸数次即可食用。

用法：早晚2次。

功效：荷香溢入于粥内，使其醇香四溢，清鲜可口，增进食欲，有升清降浊、清热解暑、宽中除烦、生津止渴之功效，经常食之，可防治暑热泄泻、脾虚泄泻，还有利于减轻体重。

海舒医生说

荷叶除了能减肥，还能清热，比如小儿夏季热，属于中医"暑温"的范畴，是3岁以下孩子特有的发热性疾病，证见长期发热、口渴、多尿、汗闭或少汗等，因病发于夏季暑热之时故名。对小儿夏季热的治疗，目前尚无特效药，家长们可选用以下食疗方，既经济，效果也不错。

荷叶莲藕粥

食材：鲜荷叶1大张，鲜莲藕1小节，粳米30克，白糖适量。

做法：

1.先将荷叶洗净，加水煎汤500毫升左右，滤后取汁。

2.再将莲藕洗净，切碎粒，与粳米一起放入荷叶汁中煮成稀粥，加白糖调味后食用。

用法：每日3次。

功效：解暑清热。

三鲜饮

食材：鲜荷叶、鲜竹叶、鲜薄荷各30克，蜂蜜适量。

做法：三者一起加水煎约10分钟，加入蜂蜜搅匀即可。

用法：冷却后代茶饮。

功效：清热止渴。适于发热不退、心烦、口渴、尿少的患儿。

海舒医生说

荷叶还可烹制荷叶饭、荷叶八宝饭、荷叶粉蒸肉、荷叶粉蒸鱼、荷叶蒸排骨、荷叶蒸鸭、荷叶凤脯等风味各异的美食。

小儿遗尿，莲有妙计——
低头弄莲子，莲子清如水

莲子历来被认为是食疗的佳品，拥有很多美丽的名字，比如：藕实（《本经》）、蒻（《尔雅》）、石莲子（《别录》）、水芝（《本经》）、泽芝（《古今注》），足见古人对它的重视。

莲子味甘涩、性平，归心、脾、肾三经，《神农本草经》中谓其能"补中，养神，益气力，除百疾，久服轻身耐老，不饥延年"。适用于心悸失眠、夜寐多梦、脾虚泄泻等。

现代医学也证实，莲子中含有多种对人体健康有益的营养成分，尤其是蛋白质和碳水化合物的含量较高。家长们可以多用莲子给孩子制作一些美食，比如可用莲子来配菜、做羹、炖汤、制馅、煮粥、做糕点等。没有你想不到，只有你吃不到。

莲子茯苓糕

食材： 莲子肉、糯米或大米200克，茯苓(去皮)100克，白糖适量。

做法：

1. 将莲子肉、糯米或大米炒香，与茯苓一起共研为细末，加白糖，拌均匀，加水使之呈泥状。

2. 上锅蒸熟，待冷后压平切块即成。

用法： 每日当点心食用。

功效： 补脾益胃，可用于脾胃虚弱、饮食不化、大便稀、不成形等症。

莲子粥

食材：莲子20克，大米或糯米50克。

做法：

1. 将莲子研粉，大米或糯米淘洗干净。
2. 两者同放锅中，加清水适量，大火烧沸后，转小火煮至粥成即可。

用法：每日2次，作早、晚餐服食。

功效：补脾涩肠，适用于体弱以及脾肾阳虚所致的慢性腹泻、夜间多尿等症状。

海舒医生说

患有遗尿症的孩子大多面色苍白、食欲不振、精神萎靡，经常伴有自感怕冷的阳虚征象，也是由于先天肾气不足、后天营养失调所致，虚则遗溺。用莲子煮粥可改善症状。

莲子山药糕

食材：鲜山药250克，粳米粉、去心莲子粉各50克，红糖适量。

做法：

1. 先将鲜山药洗净，捣烂成泥状。
2. 再加入粳米粉、去心莲子粉、红糖，制成年糕样小块，蒸熟即可。

用法：每日当点心食用，连服1个月。

功效：健脾补肾，止遗尿。

海舒医生说

参苓白术散是治疗泄泻的名方，记载于宋代的《太平惠民和剂局方》中，莲子就是此方中的一味非常重要的中药，具有健脾渗湿止泻的功效。小儿秋季腹泻是临床常见病和多发病，尤其是在每年秋冬交替的季节，婴幼儿的发病率都非常高，门诊常常人满为患。有的孩子会反复发生腹泻，在选择中医治疗的基础上，可以根据医生建议，在家庭药箱中准备一些参苓白术散中成药，以备不时之需。

调中益脾气，令人好颜色——樱桃落尽春将困，秋千架下归时

樱桃有"早春第一果"之称，果实酸甜可口，营养丰富，很适合孩子吃，而且在众多寒凉的水果中，樱桃是少数偏温的水果之一。

经常有家长咨询能不能让孩子从小培养好皮肤呢？肤质、肤色、体态等，虽然主要取决于父母，但是通过后天的养护也是可以有所改善的。吃樱桃对皮肤就很好，比如魏晋时期的《名医别录》中就有记载："吃樱桃，令人好颜色，美志。"

樱桃酱

食材：樱桃1000克，白糖、柠檬汁各适量。

做法：

1. 选用个大、味酸甜的樱桃，洗净后分别将每个樱桃切一小口，去皮，去子。
2. 将果肉和白糖一起放入锅内，大火煮沸后转中火煮，撇去浮沫涩汁，再继续煮至黏稠状时，加入柠檬汁，略煮一下，离火放凉即成。

用法：每天2勺。

功效：润泽皮肤。

海舒医生说

上述小验方也适合宝妈品鉴。毕竟孩子不能大量进食樱桃。宝妈健康，全家健康。

荔枝味甘，适可而止——
世间珍果更无加，玉雪肌肤罩绛纱

"一骑红尘妃子笑，无人知是荔枝来。"荔枝是我国南方的特产水果，甘甜味佳，营养丰富，作为水果中的明星，荔枝也有一些食疗作用，是病后体弱、小儿贫血的补品。比如《本草纲目》中记载："常食荔枝能补脑健身……开胃益脾，干制能补元气。"

荔枝炒虾仁

食材：虾仁300克，荔枝3颗，番茄酱20克，盐、蛋清各少许，白糖、干淀粉、葱片、姜丝各适量。

做法：

1. 虾仁洗净，放少许盐和蛋清抓匀，最后放1汤匙干淀粉抓匀，冷藏备用。

2. 将葱片、姜丝放入碗中，倒入适量清水和葱姜持平，泡20分钟即成葱姜水。

3. 荔枝去皮去核分两半，炒菜前用开水焯一下。

4. 锅内油烧至五成热，放虾仁，中火滑半分钟至八成熟捞出。

5. 锅中油倒掉，留底油，放入番茄酱，小火煸炒半分钟。

6. 倒入少许葱姜水，放盐和白糖烧开，将荔枝和虾仁放进锅中大火炒匀，浇少许热油出锅即可。

用法：按需食用。

功效：醒脾、开胃、益智。

聪明小儿必备的松子——
石泉淙淙若风雨，桂花松子常满地

在中国，祖先食用松子的历史已有三千多年了，在明代的《本草经疏》中指出："松子味甘补血。血气充足，则五脏自润，发黑不饥……故能延年，轻身不老。"

松子仁也是小儿食谱中的常见食材，炒食香甜可口，营养价值很高，既可作为糕点、糖果的配料，又可搭配其他食材入菜，具有滋阴润肺、养液滑肠、通便等作用，尤其适用于肺燥咳嗽或体弱、病后的大便秘结者。

彩色虾仁

食材： 净对虾70克，鸡蛋1个，黄瓜丁、水发木耳丁、松子仁、玉米粒、胡萝卜丁各10克，姜末、葱花、黄酒、盐、干淀粉、水淀粉各适量。

做法：

1. 将对虾去皮剥成整虾仁，用少许盐、黄酒拌匀上劲，加入鸡蛋、干淀粉，上浆待用。

2. 炒锅烧热，加油烧至4~5成热后放入虾仁，滑炒至熟，捞出沥油。

3. 炒锅中留少许余油，放入葱花、姜末煸炒香味，倒入虾仁翻炒均匀，用水淀粉勾芡，淋上少许熟油，加入黄瓜丁、木耳丁、玉米粒、胡萝卜丁、松子仁翻炒，出锅装盘。

用法： 佐餐食用。

功效： 激发食欲，健脑益智。

药食两用，榧子莫属——
祝君如此果，德膏以自泽

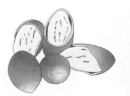

香榧是经过人工培育的优良品种，相传是西施生平喜欢的果品之一。香榧种子的种仁中含有多种矿物质，如钙、钾、镁、铁、锰、铬、铜、镍、氟、硒等，具有很高的营养价值。特别是钾元素含量较高，有助于调节情绪；锌则是人体内八十多种酶的组成成分或激活因子，可直接参与蛋白质和核酸等的合成，在机体代谢及组织呼吸中占重要位置，一旦缺锌，会造成妇女妊娠并发症和小儿发育迟缓。

在中医里，香榧也是一味名贵的中药材，具有较高的药用价值，比如《神农本草经》说香榧"主腹中邪气，去三虫"。《食疗本草》认为香榧"令人能食，消谷，助筋骨，行营卫明目"。《本草从新》认为香榧"治肺火，健脾土，补气化痰，止咳嗽，定咳喘，去瘀生新"。

那么，香榧怎么吃最好呢？

· 香榧一般作为干果食用，比如带壳淡炒、带壳盐炒及脱壳椒盐炒等。

· 炒食加工后还可制成香榧糖、糕、酥等食品。

· 香榧油色泽黄橙，有果香味。

海舒医生说

如果孩子患有虫积腹痛、小儿疳积、肺燥咳嗽、便秘、痔疮、体虚脚弱、小儿遗尿等病症，家长就可以用香榧给孩子进行辅助食疗。但关于驱虫的用法，请在医生指导下使用。

生津清暑佳物——
荷丝傍绕腕，菱角远牵衣

菱是一年生草本水生植物，又称"水中落花生"。根据食品成分测定，菱角肉含淀粉24%、蛋白质5.9%、脂肪0.5%，还有葡萄糖、维生素C、B族维生素和钙、磷、铁等营养元素。

菱角也有很好的食疗作用，而且，菱角的果肉、茎、叶、果柄、果皮的食疗功效还不尽相同，如菱角肉能补脾胃，强股膝，健力益气；菱粉粥有益胃肠，可解内热；菱茎炒食则可防治胃溃疡、醒酒，也利于食欲不振者。总之，菱角具有健身益气、补益肠胃的作用，是适宜小儿的调补佳品。

海舒医生说

菱角虽好，但其性凉，多食会损阳助湿，所以一定要适可而止。比如唐代《食疗本草》记载："菱实多食令人腹胀。"清代名医王孟英《随息居饮食谱》认为，菱角"多食损阳助湿，胃寒脾弱人忌"。

菱角粥

食材： 菱角50克，粳米100克，红糖或者蜂蜜适量。

做法：

1.将采收的菱角洗净，剖开，分离壳、肉，将菱肉切碎，加适量水研成糊状。

2.菱壳放入锅中，加水煎煮40分钟，去渣留汁，与淘净的粳米一起煮至粥黏稠。

3.粥将成时调入菱糊，可根据个人喜好添加红糖或蜂蜜，拌匀，继续煮 15 分钟即成。

用法： 早晚2次分服，趁热食用。

功效： 健脾止泻。

菱角绿豆糕

食材： 绿豆沙馅120克，菱角粉20克，奶油适量。

做法：

1.将绿豆沙馅和菱角粉放一起，加入奶油，快速搅拌至馅料无颗粒、能抓起成团且不松散、不粘手。

2.将搅拌好的馅料分成胚料，用模具将胚料压成为块状的菱角绿豆糕。

3.将菱角绿豆糕放入烤箱内，烤箱温度设定上下火 150~200℃，烤 15 分钟。

用法： 可以作为开胃点心，但不能代替正餐。

功效： 清热生津，比较适合小儿夏季热。

海舒医生说

古人挖掘了很多菱角的食用方法，除了可当水果生吃，也能当蔬菜熟食，还可以作为辅料与荤菜同炒，鲜美可口。比如煮、炖、烧、煨等都可，像炒嫩菱、菱炖排骨、菱炒肉片、菱煨鸡、菱烧豆腐等，均是佳肴。

食不厌精，粗粮要有——
又见春风摇燕麦，看花君子待新晴

《素问·脏气法时论》中强调"五谷为养、五果为助、五畜为益、五菜为充"，说明饮食具有养五脏、助营养、益身体、充脏腑的功能。医学家孙思邈在其所著的《千金要方》中专门开辟了"食疗"一卷，认为"药性刚烈，犹若御兵，兵之猛暴，岂能妄发"，主张"凡欲治疗先以食疗，既食疗不愈，后乃用药尔"。元代饮膳太医忽思慧著有《饮膳正要》，传承了"食、养、医"相结合的优势，对每一种食品都分析了养生和医疗的功效，所载的基本都是保健食品，是现存的我国第一部营养学专著。

由此可见，食物和药物一样，具有四气（寒、凉、温、热)、五味（甘、辛、酸、苦、咸）等，中医皆以食物自身的属性，来纠正或者协助纠正患病后身体的偏性，借以达到防病、治病的目的。

细粮营养与优势

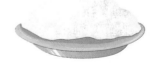

细粮，是指精细加工过的白米和白面，与粗粮相对。下面笔者就以白米为例，说说细粮的营养与优势。

大米是由稻米加工而来，通过精磨、去掉米糠部分等程序精制而成，属于细粮。由于其吸收性好，所以作为主食。《随息居饮食谱》对白米的评价是："甘平。宜煮粥食，粥饭为世间第一补人之物，强食亦能致病戕生。"白米补中益气、健脾养胃、和五脏、通血脉、聪耳明目、止烦、止渴、止泻。对于病后脾胃虚弱或烦热口渴的患儿更为适宜，当母乳不足时，可以用白米汤来辅助喂养婴儿，同时也要注意补充其他营养元素。

在无数个进化的日日夜夜，我们都在寻找更容易被人体吸收的常见粮食，白米的优势就在于容易被吸收，小麦磨成面粉，也是这个意思。作为主食的细粮，其作用是不能够被替代的，孩子的发育与成长，尤其离不开大米。

粗细搭配，营养加倍

细粮虽好，但也要注意粗细搭配。

《中国居民膳食指南（2022）》明确要求，健康成人每天食用全谷物和杂豆50~150克，薯类50~100克。但2岁以下的孩子消化能力较弱，所以每周吃粗粮不超过2次，每次不超过25克，并且最好"粗粮细做"，以帮助消化吸收。

比如可以打五谷豆浆、米糊，或者把五谷打成粉发酵成馒头、面包等，杂粮与白米或者白面混合食用时，一般不超过三分之一。

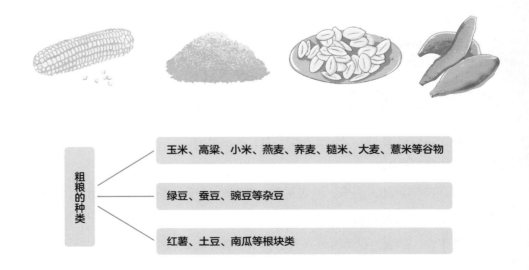

粗粮的种类
- 玉米、高粱、小米、燕麦、荞麦、糙米、大麦、薏米等谷物
- 绿豆、蚕豆、豌豆等杂豆
- 红薯、土豆、南瓜等根块类

高粱

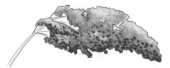

中医认为，高粱味甘，性温，有和胃健脾之功效，适合给孩子食用，尤其是消化不良的孩子，家长可取高粱入锅炒香，去壳磨粉，每次取2~3克给孩子调服，调养效果就很好。但高粱性温，含有收敛止泻的鞣酸，故便秘的孩子不宜食用。

▎银耳高粱米粥▎

食材：高粱米50克，干银耳10克，葡萄干少许，核桃仁15克，冰糖少许。

做法：

1. 将干银耳泡发，去根，撕成小朵；葡萄干、核桃仁分别洗净后用温水泡片刻。

2. 高粱米洗净后，用清水泡 2 小时以上。

3. 将所用食材放入电饭锅，加足量水，滚开之后转小火，煮30分钟，放入冰糖，待冰糖化开即可。

用法：每周1~3次。

功效：此粥具有润肺养肤、健脾益胃的作用。适合过敏性鼻炎、秋冬季易患感冒、皮肤比较粗糙的孩子食用。

黄豆

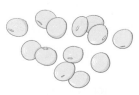

中医认为，黄豆味甘，性平，可补中解毒，宜煮食，摘根为蔬，味最鲜美。

黄豆是辅助性食材中可以经常食用的，豆浆、豆腐等都是非常好的食材。如果孩子小于3岁，可碾成豆泥食用。

▎五香毛豆▎

食材：毛豆300克，八角、香油、酱油、糖、盐适量。

做法：

1. 毛豆洗净，剪掉两个尖端，盐水浸泡 30 分钟备用。

2. 调料与毛豆同煮，大火烧开转中火煮 30~40 分钟，至豆子软熟。

3. 捞出放凉即可。

用法：按需食用。

功效：补中解毒。

海舒医生说

　　黄豆属于低脂肪、高蛋白的食物，而且它的脂肪中富含卵磷脂。卵磷脂功能众多，对于小儿来说最具优势的功能有两个：一个是可使大脑神经及时得到营养补充，有利于消除疲劳，缓解神经紧张，还有助于强化脑部功能，增强记忆力；另一个是调节机体代谢，增强体能。

　　卵磷脂在黄豆、蛋黄和动物肝脏中含量最高，此外，芝麻、蘑菇、山药、木耳、谷类、鱼头、小鱼、鳗鱼、红花子油、玉米油、葵花籽等食物中也有一定的含量。

南瓜

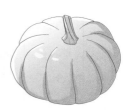

　　《随息居饮食谱》中记载南瓜"早收者嫩，可充馔，甘温，耐饥。晚收者甘凉，补中益气。蒸食味同番薯，既可代粮救荒，亦可和粉作饼饵。蜜渍充果食"。而且，南瓜中含有12种矿物质、18种氨基酸和多种维生素，营养非常丰富，很适合给孩子做辅食，香甜软糯，和其他食材搭配也很适合。

南瓜奶香饼

食材：南瓜100克，鸡蛋1个，面粉80克，牛奶100克，白糖4克，熟黑芝麻少许。

做法：

1. 南瓜去皮，上锅蒸熟，捣成泥，打入鸡蛋，加入面粉和牛奶，借助打蛋器搅匀，撒入熟黑芝麻和白糖。

2. 煎锅放油烧热，倒入南瓜糊，煎至双面金黄即可。

用法：按需食用。感冒、发热、咳嗽等热性病发作时不要食用。

功效：补中益气，提供能量。适合8个月以上的小儿。

第四章

呵护脾胃，
改善体质的益儿食单

国人食用粥的历史极其悠久，早在《周书》中就有"黄帝始烹谷为粥"的记载。现存最早的关于粥治病的记载，见于汉代《史记·扁鹊仓公列传》中，书中记载了西汉名医淳于意"以米齐粥且饮"为齐王治疗疾病的医案。"糜粥将养"，同样适合小儿养护脾胃，既有温度，又易消化，利用谷物属性和偏性，也可以用来辅助调理体质。

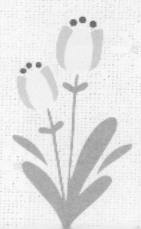

粥品食用得当，
养护小儿脾胃

对孩子来说，脏腑没有发育成熟，所以"娇弱"，既不耐受寒凉，也不耐受温热食物。孩子的脾胃功能，多一分则出现食火，少一分则发育不足，总之，保护好孩子的脾胃及其功能，是家长的第一要务。

粥品对养护小儿脾胃大有帮助，比如针对小儿腹泻，食粥可获良效，即使对已出现轻、中度脱水的腹泻，也往往不需要补液即可治愈。当然，一定要在医生指导下排除其他疾病。再比如，岳美中教授用黄芪粥加味，治疗小儿迁延不愈的肾炎。总之，粥不仅可以用于防治疾病，辅助病中及病后调理，还可用于孩子的日常调养，适用范围广泛。不过，用粥品养护小儿脾胃应注意以下四个问题：

·对婴儿，不论母乳、人工或混合喂养，从2月龄开始添加辅食，以补充营养的不足，2~3个月可喂米汤，4~6个月可喂米糊(奶糕)及稀粥，7~9个月可喂粥及烂面，10个月以后即可吃粥，每餐1碗。

·粥品虽好，也要适度。粥不能代替主食和肉蛋之类的营养，更不能代替中药以及其他治疗方法。学龄前儿童可以将粥放在清晨；学龄期儿童的早餐，一定要讲究荤素搭配。

·养生粥方一般宜乘温进食，但是治病的粥方则应据病、据证、据人、据时而定。在一般情况下，治疗热证，粥宜冷食；治疗寒证，粥宜乘热食。如病须发汗，则宜热食，兼盖被取汗；病须清热，则应冷食。用于护养调理的粥方，应当待温后食，做到"热不烫嘴，寒不冰胃"。注意，脾胃虚弱的孩子不适合冰粥。

·为了增进食欲，长期食粥，相类似性味、功用、主治的粥方，应交替食用，避免长期进食同一粥方，日久生厌。

当下的孩子，无论头胎还是二胎，甚至是三胎，总有一部分会被家长带得有些病快快的。为什么？确实是过于爱惜，两三岁了，都还没养成良好的饮食规律，一旦脾胃功能不足，身体"多病多灾"，很多疾病就是从"起跑线"开始的。

这里就和家长们聊一聊常见的三种粥品，对不同体质的孩子，如何从不同角度呵护他的脾胃功能。

先说说煮粥的要领

如何煮粥更美味、更合适？掌握以下这些方法就可以。

煮粥时间要合适

家庭中高压锅、电饭锅、砂锅、微波炉，甚至柴锅（如果你家有灶的话）都可以煮粥。煮粥的方法：大火将米和水先煮到开，再改小火，将粥慢慢熬至浓稠即可。有的家长喜欢小火慢炖，可以炖一个下午，但煮粥时间不宜过长，因为长时间高温容易损失维生素。个人觉得两个成人的食量，大概4把米，30~40分钟足矣。

冷水浸泡，开水煮粥

煮粥前先用冷水将米浸泡30分钟，让米粒膨胀，然后等水开后，连同泡米水和米一起下锅，煮开后再改小火，这样煮粥快，节省时间，也能最大限度地保留营养。

万物皆可盘

煮粥必须搅拌。搅拌也是有技巧的，水开米下锅——搅拌；小火熬制20分钟——不停地搅拌；搅拌时顺着一个方向，直到粥黏稠。通过搅拌，达到"出稠"。

煮粥要盖盖子吗

这个问题非常具有逻辑性。砂锅煮粥，不盖盖子，放一双筷子，可以不噗锅。预定时间的电饭煲必须盖盖子。柴锅随意。

距离产生美——粥与食材分开煮

多数人习惯把所有食材和米一起下锅，这样的做法非常不推荐，应当粥底是粥底，食材是食材。食材和白粥一同下锅，白粥会变浑浊，口感不好。尤其是肉类食材，口感很差；如果是鲜百合或坚果类，一定要先把粥煮开后再放，有利于营养最大限度地被吸收和利用。

粗粮的比例

孩子偶尔来些粗粮粥，能解决饮食缺乏多样化的缺憾。除了日常必需的主食之外，我们也应把杂粮纳入粥中，一般不多于1/3~1/5，其余为细粮。

按照我们中国人的喜好，粥的口感应该软糯。粗粮中的豆类并没有黏性，但是红粳米、黑粳米、小米之类，都是有黏性的食材；燕麦、大黄米、紫糯米等本身具备糯性。如果你喜欢口味香浓的粥品，可以加入花生米、白芝麻、黑芝麻、松子仁、瓜子仁等食材，能让粥的香气更浓，香浓软糯，醒脾效果好，促进食欲。如果喜欢甜食，可以加葡萄干、百合、去心莲子等，自制的甜食，热量控制得当，孩子是不容易发胖的。根据实际需要，红枣、桂圆等也可以加入粥中。

豆粥是家喻户晓的明星，那么脾胃虚弱和消化不良的孩子，如何选择豆粥呢？最好少用或者不用豆类，因为豆类比较难以消化，特别是长期有腹泻和大便不成形的情况时，尽可能少选豆类，可以多用对肠道刺激小的小米、山药、莲子等容易消化的食材；糯米可以选，但是对于虚寒性的腹泻还是不建议用糯米，这里也包括少吃汤圆、粽子等。这里必须补充的是：不是不能吃，而是在发病期间少吃或者不吃。身体康复后可以吃，适可而止。煎煮杂粮之前，最好充分浸泡，甚至可以浸泡8小时，比如玉米糌，浸泡后，杂粮和豆类更加柔软，容易消化。

白粥类：滋养脾胃之气

白粥，是用粳米、糯米、籼米、大麦、小麦、粟米等常见粮食，加水煮制而成的粥类。

古人早已经认识到白粥对于幼儿的重要作用。明代《普济方·卷二百五十九·食治门·食治恰粥·单食白粥方》云："粥虽用米，制作由人，食为民天，利害排细。"各种白粥虽然性味、功用有所不同，但均具有柔腻之性、滋养之功，能鼓舞胃气、滋生津液、利膈润肠。同时，白粥是其他粥类的基质，可以在粥中添加其他有利于小儿身体生长发育及防治疾病的食材，做成保健粥品。

白米粥（大米粥）

出处：《卫生宝鉴》

食材：粳米(大米)50克。

做法：把粳米洗干净，稍捣碎，开水煮粥。

用法：每日2~3次。热服。

功效：补中益气，健脾和胃，除烦渴，止泄泻。主治小儿脾虚烦闷、消渴不思食、泄泻、下痢、肌肉消瘦等症及日常养护。

海舒医生说

白米粥即以大米熬制的白粥，能在胃肠内停留约2.5小时，长于豆浆、牛奶等饮品。白粥养胃不仅仅是历经千年的经验之谈，而且还有研究基础。

大麦粥

出处：《伤寒杂病论》

食材：大麦仁50克。

做法：将大麦仁淘洗干净，稍捣碎，加水煮为稀粥。

用法：每日2~3次，温服。是否替代其他主食，请在医生指导下操作。

功效：和胃。适用于婴幼儿食积泄泻。

粟米粥（小米粥）

出处：《本草纲目》

食材：粟米(小米)50克。

做法：将粟米淘洗干净，加水煮粥。

用法：每日1~3次，温服。可以与肉类食材搭配，比如牛肉等。

功效：补中益气，和脾益肾。主治小儿脾胃虚弱、不思饮食、消化不良、反胃呕吐。

玉米粥

食材：玉米粒或者玉米面50克。

做法：

1. 将玉米粒浸泡4~8小时，捣碎（或磨为细面），加水煮作粥，煮至黏稠。
2. 如用玉米面则以沸水打糊，再煮数沸即成糊粥。

用法：每日1~2次，温服。

功效：健胃宽肠，利尿止淋。主治小儿脾胃虚弱、泄泻、恶心、口干尿少、排尿涩痛。

海舒医生说

如果经常食用玉米粥，最好加碱，因为玉米里的烟酸有63%~74%是不能被人体利用的，加入适量碱后可以被吸收和利用。

小麦粥

出处：《饮膳正要》

食材：小麦50克。

做法：将小麦淘洗干净，稍捣碎，加水煮为稀粥。

用法：空腹饥饿时即温食，渴时饮粥汁。

功效：养心，益肾，除热，止渴，敛汗。主治婴幼儿腹泻、发热口渴、小儿夜啼、心烦、小儿盗汗、自汗。

药食同源粥类：对症调理小儿体质

食材不能代替药材，粥汤不能代替治疗，但是可以辅助，有时候甚至是主流治疗方式。家长可按照本书对体质的分类，根据自家孩子的体质酌情选择。

脾气虚弱

板栗粥

食材：板栗50克，粳米100克。

做法：加水同煮成粥。

用法：每周不超过3次，小儿便秘者慎用。

功效：板栗具有良好的养胃健脾、补肾强筋作用。

豌豆粥

食材：豌豆、粳米各100克，盐少许，清水适量。

做法：

1. 将豌豆洗净；粳米淘洗干净。

2. 取锅放入清水和粳米，煮沸后加入豌豆，再用小火煮到粥成，以盐调味后进食。

用法：按需取食。

功效：理脾胃，利小便。适用于脾胃不和，呕吐泄泻。

香菇牛肉粥

食材：鲜香菇60克，牛肉30克，粳米100克，葱末、姜末、盐各适量。

做法：

1. 鲜香菇去梗、洗净，切成细丁；牛肉洗净、切丝；粳米淘洗干净。

2. 先将粳米放入锅中，加水煮成粥，粥滚开的时候加入牛肉丝，然后放入香菇丁，用小火煮至肉烂米熟。

3. 最后加姜末、葱末、盐，再煮沸即可。

用法：按需取食。

功效：牛肉，味甘平。《本草纲目》认为牛肉可以安中益气、养脾胃、补虚壮健、强筋骨。

鸽肉粥

食材：大米（香米）50克，乳鸽1只，生抽、蚝油、盐各适量。

做法：

1. 乳鸽斩成小块，加生抽、蚝油、盐腌制10分钟后放入油锅，大火爆炒至变色，盛出备用。

2. 将大米洗净，煮成粥。

3. 将炒好的乳鸽肉倒入滚开的米粥中，继续大火熬煮，并搅动锅底防止粘锅，待米烂肉熟即可。

用法：按需取食。

功效：鸽肉易于消化，具有滋补益气、祛风解毒的功能，对记忆力减退有一定治疗作用。鸽子肉的脂肪含量很低，低于其他肉类；蛋白质含量为24%，超过兔、牛、猪、羊、鸡、鸭、鹅等肉类，属于低脂肪高蛋白的优质肉类。

心火亢盛

豌豆绿豆粥

食材：鲜豌豆、绿豆各50克，粳米100克，白糖、清水各适量。

做法：

1. 将豌豆、绿豆、粳米分别淘洗干净，用清水浸泡绿豆。

2. 绿豆放入锅中大火煮沸，再加入豌豆和粳米，再改用小火煮至粥成。

用法：按需取食。

功效：清暑热，除烦渴，利小便。适用于暑热烦渴、小便短赤、暑湿泄泻、水肿，以及预防中暑，是夏季常用保健食品。

| 丝瓜粥 |

食材：大米100克，鲜嫩丝瓜150克，白糖适量。

做法：

1. 大米洗净沥水；丝瓜洗净，切成粗段。
2. 锅置火上，加入清水和大米，大火烧沸后改用小火煮，米半熟时加入丝瓜段，再煮，成粥后捞出丝瓜，加入白糖稍煮。

用法：按需取食。

功效：本品可清热解毒，适宜夏季当作早餐食用。

| 冬瓜消暑粥 |

食材：大米200克，冬瓜100克，荷叶1张。

做法：

1. 冬瓜去皮、去瓤，切成小块；荷叶洗净。
2. 大米淘洗干净，入锅加水、冬瓜块、荷叶，同煮成粥后去掉荷叶即成。

用法：按需取食。

功效：清热祛暑。

脾虚湿热

| 营养蔬菜粥 |

食材：菠菜、胡萝卜、西蓝花等任选一种，白粥1碗。

做法：将新鲜的蔬菜洗净、榨汁，加入白粥中，再熬5~6分钟即可，可甜可咸。

用法：按需取食。

功效：促进食欲，专治不爱吃蔬菜的孩子。

三豆粥

食材：红豆、绿豆、黑豆各40克。

做法：

1. 将三豆洗净，用1000毫升左右的冷水浸泡1小时。

2. 将三种豆连同泡豆的水一起放入砂锅，大火烧开，小火煮至豆烂即可。

用法：可以加冰糖冷却后连豆带汤一起食用。按需取食。

功效：三豆粥是明星产品，味道清甜。绿豆清热解毒，消暑利水；红豆清热消肿；黑豆性寒解毒，散热除烦，健脾利湿。

注意：豆类不易消化，对于脾胃运化功能不足的孩子，不适合长期饮用，最好先调整脾胃。或者在医生的指导下食用，有疗程的区别。

冬瓜祛湿粥

食材：冬瓜(连皮)300克，干莲蓬、扁豆、薏米、芡实各适量。

做法：

1. 冬瓜切成大块，用清水洗净；其他食材分别洗净。

2. 锅置火上，加入清水，水烧沸后，将各种食材一同放入煲内，煲至绵滑即可。

用法：按需取食。

功效：健脾利水祛湿。

脾胃积滞

鸡内金小米粥

食材：鸡内金末5~15克，小米50克。

做法：将小米洗净，放入砂锅内加适量水煮粥，待粥沸后加入鸡内金末，继续煮至小米黏软。

用法：按需取食。

功效：鸡内金有很好的健脾助消化功效，而且性质平和，非常适合小儿食积、食欲缺乏及脾虚泄泻、食少乏力的大病初愈者的调理。

注意：鸡内金有点苦，如果孩子不适应，可以用盐或糖来调味，也可以将鸡内金末加入馄饨汤或者蔬菜粥、皮蛋瘦肉粥等咸味粥中。

鸡蛋粥

食材：鸡蛋1个，将胡萝卜1/5个，菠菜1棵，米饭1/4碗，肉汤1/2杯，盐适量。

做法：

1. 将鸡蛋打成糊，将胡萝卜和菠菜分别煮熟，切碎。
2. 将米饭、肉汤和切碎的胡萝卜、菠菜倒入锅中同煮，煮开之后放入打好的蛋糊并搅开，加盐调味。

用法：按需取食。

功效：健脾开胃。

脾虚湿滞

莲藕粥

食材：鲜莲藕200克，大米100克。

做法：先将莲藕洗净、切片，与大米同煮为粥，待粥熟，即可进食。

用法：按需取食。

功效：益气养阴，健脾开胃。体虚、热天里食欲不振、大便溏薄、热病口渴等小儿都能进食，尤其适合夏季脾虚湿滞的小儿。

八宝粥

食材：黑糯米100克，芡实、薏米、茯苓、莲子、花生米、绿豆各20克，鲜山药80克。

做法：

1. 除了鲜山药，其他食材需要提前浸泡12小时以上。

2. 电饭锅，自动煮3个小时以上。

3. 控制好量，尽可能不喝隔夜粥。

用法：按需取食。

功效：芡实益肾固精，健脾止泻；莲子清心，补脾益肾；红枣能健脾养血，固护胃气，养血生精；茯苓既能健脾又能渗湿，对脾虚不能运化具有治疗作用。比如食积、鼻炎等由于水湿停聚不能运化导致的症状，配合中药等治疗，效果较好。

特禀质

| 核桃仁粥 |

食材：核桃仁50克，粳米100克。

做法：将核桃仁捣碎，与粳米同煮成粥即可。

用法：按需取食。可以长期食用，1~3个月。

功效：养胃健脾。适合体弱畏寒、腰膝酸软无力的患儿。

| 花生米燕麦粥 |

食材：红皮花生米50颗，燕麦50克，粳米100克。

做法：燕麦先浸泡半天，下锅加水煮10分钟，随后放入粳米和花生米煮至粥成，可以加冰糖。

用法：按需取食。

功效：花生衣可以补益脾胃，养血止血。燕麦，甘平，能益脾养心敛汗，对于便秘有一定的辅助疗效。如果想口感好一些，可以加红枣。

药粥类：改善脾胃功能促消化

药粥具有治疗作用，一定要在医生指导下服用，并且明确疗程、服法、剂量。

消食化滞类粥品

神曲粥

食材：六神曲10~15克，粳米300克。

做法：

1. 先将六神曲捣碎，加水煎取药汁，去渣取汁。
2. 粳米洗净，粥煮熟后，放入药汁再煮沸一次。

用法：每日1~2次，连服数日。

功效：消食。主要消导面食积滞。

山楂麦芽神曲粥

食材：山楂、炒麦芽、六神曲各6~10克，粳米50克。

做法：先将山楂、炒麦芽、六神曲煎煮取汤，兑在粥里即可。

用法：每日1~2次，连服数日。服时加适量白糖。

功效：消食化积。消导肉、面食积。

山药内金粥

食材：怀山药15~20克，鸡内金12克，砂仁5克，小米或大米150克。

做法：将怀山药、鸡内金、砂仁一起煎煮取汤，兑入粥内。

用法：按需取食。

功效：适用于小儿厌食、偏食、进食少，伴食后腹胀、泄泻等。

防治厌食类粥品

胃阴不足型厌食

症状：口干，饮水多，食欲差，皮肤干燥，头发枯黄，大便多干结成球状。

| 沙参瘦肉粥 |

食材：北沙参、玉竹、百合、山药各10克，猪瘦肉100克，米粥适量。

做法：

1. 将四味中药煎煮取汤。

2. 将猪瘦肉洗净，切块，与药汁一起兑入米粥内，继续煮至熟即可。

用法：每日1次。

功效：对于伴有咽喉干燥的厌食者效果较好。

脾胃气虚型厌食

症状：食欲不振，少食懒言，面色萎黄，精神萎靡不振，大便不成形。

| 猪肚粥 |

食材：大米100克，生猪肚100克，葱末、姜末、盐各适量。

做法：

1. 生猪肚洗净，加水适量，煮至七成熟，捞出，用刀切成细丝备用。

2. 再以猪肚汤适量，与大米、葱末、姜末、肚丝共煮成粥，最后加盐调味即可。

用法：按需取食。

功效：经常食用可治疗脾虚气弱、食欲不振、消化不良、消渴、消瘦以及疲倦等症。

好吃又健脾的糕点
不妨做来试试

喂养孩子，最重要的就是养护脾胃，既能运化得体，又要润燥适宜，激发他们的食欲，让脾胃发挥应有的状态。糕点，尤其是发面糕点，能够融合多种食材，达到事半功倍的效果。

八珍糕

八珍糕不仅适合厌食的孩子，通过调整搭配和比例，也适合脾虚肥胖的孩子。

|八珍糕|

食材：党参、茯苓、陈皮、莲子各10克，麸炒白术、炒山药各15克，芡实30克，粳米粉、糯米粉各500克，白糖30克。

做法：

1. 将八味食材、药材共研成细粉，与米粉、白糖混合均匀。

2. 过筛后入模脱块成糕，蒸熟。

3. 制作成孩子喜欢的形状，每块重3~5克。入烤箱，180℃烤30分钟左右。

用法：按需取食。用沸水冲服，或当糕点吃，十分方便。坚持食用1~3个月。

功效：八珍糕具有补中益气、开胃健脾的功效，主治因脾胃虚弱而引起的消化不良、腹胀便溏、面色萎黄、体弱形瘦等症。

海舒医生说

八珍糕最早是由明朝太医陈实功提出的，原是由八味药食同源的中药组成。

·党参：是补中益气的良药，常用于治疗脾肺虚弱、气短心悸、食少便溏、虚喘咳嗽、内热消渴等证。

·白术：具有健脾益气、燥湿利水的功能，和党参共同滋补脾阳。

·茯苓：是祛湿的药物，具有补脾的作用，在利水的同时，使得脾气上升布散。

·薏米：有健脾利水、利湿除痹、清热排脓的功效。

·莲子肉：具有清心醒脾、安神明目、补中养神的作用。

·芡实：具有固肾涩精、补脾止泻的作用。

·山药：有健脾补肺、固肾益精的作用。

·白扁豆：补脾和中、化湿消暑，但便秘患儿不宜食用。

此外，党参过多，也可能会诱发内热，所以，一定要在医生指导下食用。

茯苓糕

在医生指导下，茯苓糕适合搭配其他药物，辅助治疗各种类型的厌食。茯苓糕的版本比较多，下面提供一个比较方便操作的版本，食材配比可以根据需要自行设置。

｜茯苓糕｜

食材：大米500克，茯苓、莲子肉、山药、芡实各50克，白糖30克。

做法：

1.上述食材研末，加白糖，拌匀。

2.在锅屉内铺一方纱布，倒入糕粉，摊平，制成孩子喜欢的形状，或摊成块形，再覆一方纱布，隔水蒸熟，取出，放干，随时取食。

用法：按需取食。

功效：健脾养胃。

花馔：鲜花入菜，
唇齿留香也能养脾胃

先有屈原"饮木兰之露，餐秋菊之英"，后有武则天撷百花为糕分赐群臣。中国人将花入膳的历史悠久，有文化传统，也有实际意义。下面就介绍两款适合孩子的花馔。

｜荷花牛肉｜

食材： 新鲜荷花瓣100克，牛肉200克，油菜100克，水发木耳、葱白末、姜丝、黄酒、酱油、盐各适量。

做法：

1.荷花瓣洗净，切丝；牛肉洗净，切薄片；油菜洗净，切段。

2.锅中油热时，先放入牛肉片煸炒，再加葱白末、姜丝、油菜段和木耳，炒透，加黄酒、酱油、盐调味，盛入盘中。

3.最后撒上荷花丝即可。

用法： 按需取食。

功效： 健脾养胃，补中益气。荷花能补脾、除烦，木耳凉血、养胃，牛肉有健脾、益气、强筋骨的作用。三者合用更增其健脾养胃和益气之功效，且又透出荷花之清香，既能诱发孩子食欲，又有营养。

|炸玉兰花|

食材: 新鲜玉兰花1~2朵,鸡蛋1~2个,玉米淀粉、面粉、胡椒粉、盐各适量。

做法:

1. 玉兰花放入盐水中浸泡,摘下花瓣,洗净,沥水。

2. 玉米淀粉、面粉、盐、胡椒粉、鸡蛋放入大碗中,加适量清水搅拌均匀,拿玉兰花瓣裹上面糊(要把整个花瓣都裹上面糊)。

3. 锅中放油,七成热时,放入裹了面糊的花瓣炸制,炸到变金黄时捞出,通过吸油纸吸走多余的油。

用法: 按需取食。每天1次,服食3~7天。

功效: 辛温止涕。用于过敏性鼻炎初期。

注意: 过敏者禁用。

海舒医生说

新鲜花朵大多富含碳水化合物、脂肪、蛋白质、多种维生素及锌、铁、钾等矿物质,同时还含有多种对人体有益的植物化学物质,当然,前提是自然状态下生长的无污染可食用鲜花。

除了荷花、玉兰花外,桃花、菊花、玫瑰花、梅花、槐花、丝瓜花、南瓜花,等等,也都可以用来做点心、凉拌、热炒、做汤或煮粥,既能映衬出菜肴的艳丽之美,又可以给味觉以惊喜。

第五章

强健脾胃不生病的
小儿中医保健法

　　孩子体质是天生的，但是可以通过中医的干预措施，尽可能地让其接近平和体质。穴位推拿与按摩，也是居家干预措施之一，聪明的家长多掌握一项技能，孩子的健康就多一分保证。若是居家不能处理的问题，请及时就医。以下方法出自中医教材，次数、疗程等可能与临床医生的指导有出入，那么请谨遵医嘱。按摩与抚触是不同的，前者是在中医理论指导下的治疗，有补法、泻法之分，后者没有。

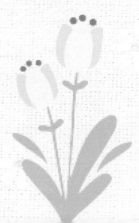

眼保健法——
保护视力，调和眼部气血

眼睛是人体的重要器官之一，是人体与外界交流连通的器官。视力的好坏，与孩子今后的生活、学习、健康成长等关系密切。眼保健操相当于穴位按摩，通过运行眼周的气血，可疏通经络，从而达到消除眼部疲劳和保护视力的目的。

处方

拿提印堂5~10次，揉攒竹、晴明、四白、鱼腰、太阳、瞳子髎、丝竹空各1分钟，指推眉弓2分钟，按压眼球3~5次，推颈后三线3~5遍，分推肩胛骨1分钟。

手法

1.孩子取仰卧位，家长站于头前，以手拇、食指置眉心印堂穴，轻捏皮肤，提5~10次（图1）；再指揉晴明、攒竹、瞳子髎、丝竹空、鱼腰、太阳，上述穴位每次选2穴，各1分钟左右（图2）；指推眉弓2分钟（图3）。

鱼腰：在额部，瞳孔直上，眉毛中。

攒竹：在面部，当眉头陷中，眶上切迹处。

印堂：在额部，在两眉头的中间。

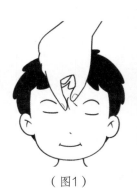

（图1）

晴明：在面部，目内眦角稍上方凹陷处。

丝竹空：在面部，当眉梢凹陷处。

太阳：在颞部，当眉梢与目外眦之间，向后约一横指的凹陷处。

瞳子髎：在面部，目外眦旁，当眶外侧缘处。

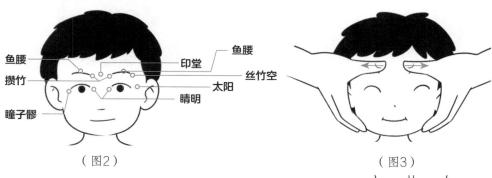

（图2）

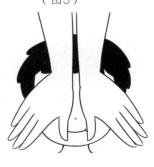

（图3）

2.姿势同上。家长两掌心搓热后，趁热压于眼球上，慢慢向下压（图4），然后抬起，反复按压3~5次。此动作一定要在医生指导下方可使用，适度的力度是关键。

3.孩子取坐位。家长立于一侧，用一指禅推颈后三线3~5遍，然后分推两肩胛骨1分钟。

（图4）

· 颈后三线

【位置】风府至大椎，及后正中线旁开1.5寸。此处的1.5寸为同身寸，即取孩子四指宽的一半。

风府：后发际正中直上1寸，项后正中凹陷中。

大椎：第7颈椎与第1胸椎棘突之间，属督脉。

【操作】一指禅推法：手握空拳，腕掌悬屈，拇指伸直，盖住拳眼，用拇指的指端、指腹和桡侧面着力于穴位上，运用腕部的横向来回摆动以

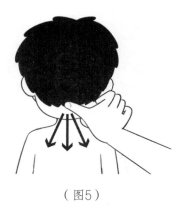

（图5）

带动拇指关节的屈伸活动，使功力轻重交替、持续不断地作用于经络穴位3~5遍（图5）。

·分推肩胛骨 ——————————————————————————————

【位置】在背部，肩胛骨内侧边缘和肩胛骨周围。

【操作】从肩井穴开始，沿着肩胛骨内侧缘，从上往下推，向两侧做分推1分钟。（图6），手指稍用力。

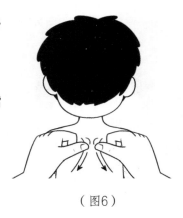

（图6）

海舒医生说

·操作前让孩子适当休息5~10分钟。

·操作后让孩子眺望远处绿色植物。

·需要坚持较长一段时间，且督促孩子坚持做眼保健操每日2~3次，养成良好的用眼习惯。

·眼保健操不止一种，10岁以上的孩子可以使用配合全身运动的眼保健操。

耳保健法——
调节肾气，强身健体

耳部的经络较多，直接或者间接到达耳部的经络有胃经、小肠经、膀胱经、三焦经、胆经。正确地进行耳部保健推拿，有利于保护和提高听力，并起到强身健体的作用。

处方

搓揉耳郭1~2分钟，捏拉耳垂10~20次，鸣天鼓30~40次，按揉耳门、听宫、听会、翳风等穴各30秒，搓擦耳根前后10~20次，双凤展翅10~20次。

手法

1.孩子取仰卧位，家长位于头前，搓揉耳郭（图1），以耳郭发热为度，力度适中；再捏拉耳垂10~20次（图2）。

2.姿势同上。家长以一手掌紧盖住孩子一只耳朵，用另一手食指或中指端轻扣紧盖孩子耳朵的手背(正与耳窍相对应处)，即为"鸣天鼓"（图3），反复轻叩30~40次。再以两手食指尖，分别插入孩子两耳的外耳道，先以指向左右、上下摇动3~5次，再骤然向外拔出，连做2~3次（图4）。

3.姿势同上。按揉耳门、听宫、听会、翳风、耳后高骨等穴各30秒（图5），搓擦耳根前后10~20次，以局部皮肤发热为度。再操作双凤展翅10~20次（图6）。

· 双凤展翅 ————————————————————————————————————

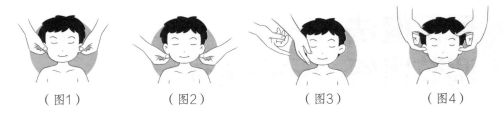

（图1）　　　　（图2）　　　　（图3）　　　　（图4）

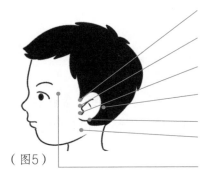

（图5）

耳门：位于头部侧面耳前部，耳珠上方稍前缺口陷中，微张口时取穴。在听宫的稍上方。

听宫：头部侧面耳屏前部，耳珠平行缺口凹陷中，耳门穴的稍下方即是。

听会：位于耳屏切迹的前方，下颌骨髁状突的后缘，张口有凹陷处。

耳后高骨：耳后入发际，乳突后缘高骨下凹中，与翳风、风池呈等腰三角形。

翳风：位于颈部，耳垂后方，乳突下端前方凹陷中。

颊车：在面颊部，下颌角前上方，耳下大约一横指处，咀嚼时肌肉隆起时出现的凹陷处。

太阳：在颞部，当眉梢与目外眦之间，向后约一横指的凹陷处。

【操作】先用双手食、中指夹持孩子两耳，向上提数次；再按顺序分别点按颊车、听会、太阳、眉心。

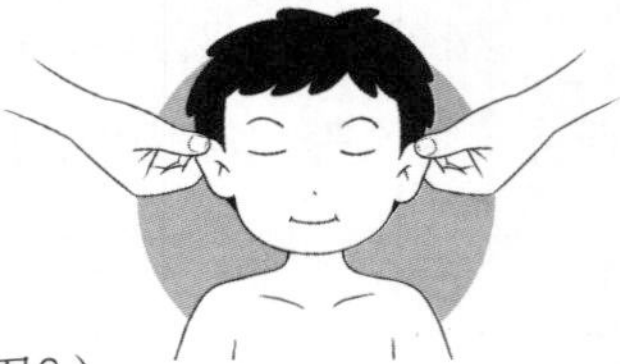

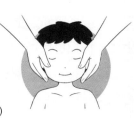

（图6）

4.姿势同上。家长两手掌心搓热，趁热以掌心盖耳，两手搓热，再盖耳（图7），连续做2~3次。

（图7）

鼻保健法——
促进局部血液循环防外感

"肺开窍于鼻"，所以外感疾病（即外邪入侵导致的疾病）在引起肺部症状之前，首先会出现鼻塞或流涕等临床表现。鼻部的保健推拿能够使鼻腔的生理功能和抗病能力恢复至正常水平，还可以直接对鼻部的穴位进行刺激，从而促进局部血液循环和兴奋神经，起到保护作用。

处方

开天门24次，揉鼻梁5~10遍，黄蜂入洞20~30次，按揉迎香、睛明、巨髎、上星各30秒，拿五经3~5遍，摩囟门5分钟。

手法

1.小儿取仰卧位，家长站于其头前。先行起式：推开天门24次（图1），再以手拇指掌侧自鼻尖素髎穴起，向上沿鼻梁至眉间印堂穴反复推5~10遍（图2）。

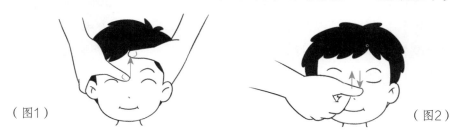

（图1）

（图2）

2.孩子取仰卧位，行黄蜂入洞20~30次（图3），再擦鼻旁沟几下，以局部发热为度。然后点揉迎香、睛明、巨髎、上星等穴各30秒（图4）。

· 黄蜂入洞

【操作】用食、中两指指端在孩子两鼻孔内或其下做上下揉(捻)动。不要过度探入鼻腔。

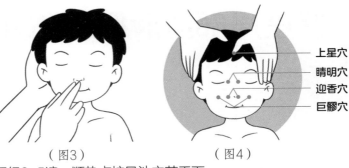

（图3）　　　　（图4）

上星穴
睛明穴
迎香穴
巨髎穴

3.孩子取坐位，拿五经3~5遍，顺势点按风池穴若干下。

· 拿五经

【位置】在头部，头部正中线为督脉，头部正中与额角之间内1/3处为膀胱经，头部正中与额角之间外1/3处为胆经（图5）。

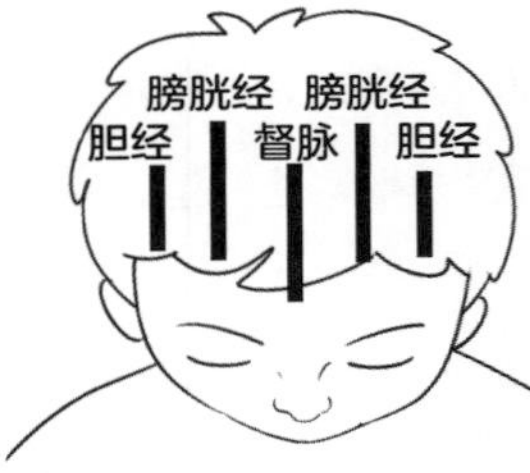

膀胱经　膀胱经
胆经　督脉　胆经

（图5）

【操作】家长五指张开，呈鹰爪状，中指位于督脉线上，食指和无名指位于膀胱经线上，拇指与小指位于胆经线上，五指指尖立起，用力点按，并轻轻揉动5~10秒，使点按处出现明显的酸胀感，然后指尖放松，五指垂直向上移动1寸，再次按揉，如此反复，自前发际一直点按至头后部颅底，计为1遍（图6）。

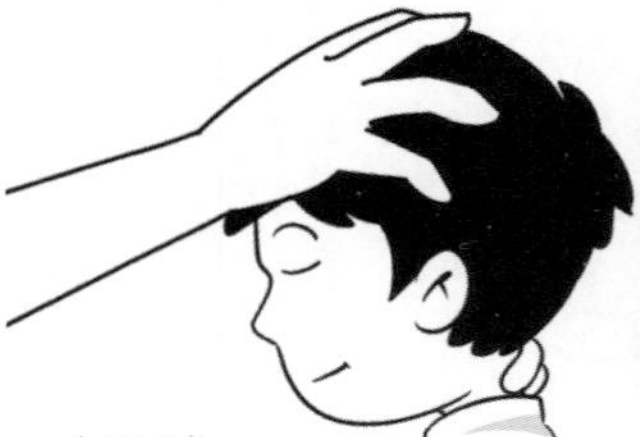

4.摩囟门：掌摩囟门5分钟。

（图6）

· 囟门

【位置】在头部，当前发际正中直上2寸。

【操作】以掌心和掌根为着力点，持续、连贯、有节奏地环转摩动囟门处（图7），动作要轻柔。

【注意】孩子囟门未闭者，不可操作。

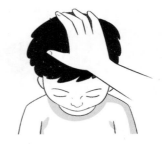

（图7）

健脾胃法——
增强脾胃功能促成长

脾胃为后天之本，气血生化之源，脾胃的正常运转是孩子健康成长的根基。家长们可以掌握一些常规护理脾胃的推拿方法，减少孩子生病的机会。

处方

补脾、摩腹各500次，运内八卦300次，揉足三里300次，捏脊3~5遍，揉四横纹3~5分钟。

手法

1.孩子取坐位。家长固定孩子左手，补脾经500次（图1），运内八卦300次（图2），掐揉四横纹3~5分钟（图3），再按揉足三里300次（图4）。

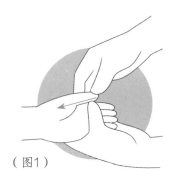

（图1）

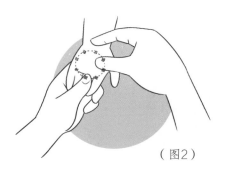

（图2）

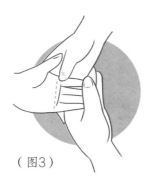

（图3）

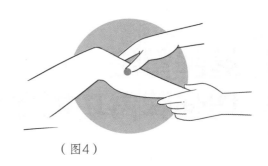

（图4）

2.孩子取仰卧位，家长掌心或四指并拢置于孩子腹部，按顺时针方向揉摩整个腹部500次（图5）。

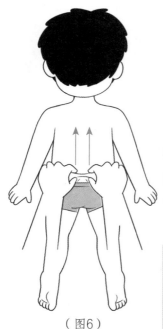

（图5）

（图6）

3.孩子取俯卧位，裸露脊背，先用食、中两指在脊柱两侧自上而下轻轻按揉2~3遍，再行捏脊3~5遍（图6），最后用双手拇指在脾俞、肾俞、肺俞（穴位位置见121页）等处各重按3~5下，以加强疗效。

海舒医生说

· 清晨或饭前进行。

· 持之以恒，每次操作时间要较长，效果方佳。

脐保健法——
调理脾、胃、肠功能

脐部，即神阙穴，属于任脉，刺激脐部能通调脏腑经气，调节脏腑功能。对小儿来说，在处理或预防好脐部感染的基础上，可以进行脐部按摩，对于小儿腹胀具有治疗作用，同时可以促进肠道蠕动，增进亲子感情。

处方

揉脐2分钟，环摩脐周4分钟，震脐2分钟。

手法

揉脐

孩子取仰卧位，家长以中指轻揉孩子肚脐2~5分钟（图1），顺、逆时针；或者根据医生建议，单一顺时针，或者单一逆时针。

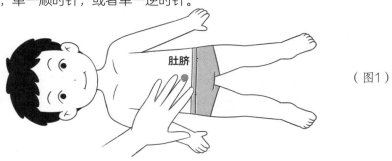

（图1）

环摩脐周

用掌摩法。将掌面紧贴脐部，用腕关节连同前臂作顺时针或逆时针方向的环形摩擦移动（图2）。

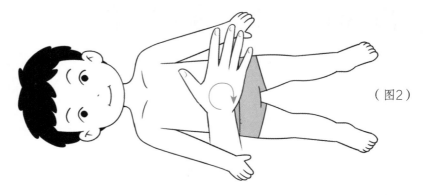

（图2）

震脐

搓热手掌，空心掌盖在孩子肚脐眼上，做上下或左右震颤（图3）。

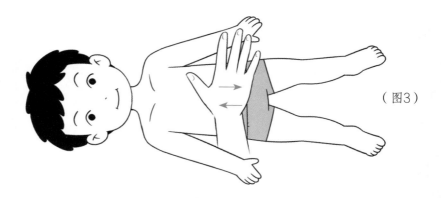

（图3）

海舒医生说

· 进行脐部按摩时，手法宜轻柔，孩子哭闹时禁止按摩。

· 家长应修去指甲，以免戳破脐部皮肤。

· 按摩时，可使用爽身粉或成分单一的润滑油，但如果脐部已感染，不宜用爽身粉，也不宜再按摩，可清洗后，用紫草油纱条填塞包扎；如果伴有发热，务必及时就医。

第六章

香囊报喜，
脾胃健运，小儿安康

　　"最好的医学不是治好病的医学，而是使人不生病的医学。"香囊作为药物载体，防治疾病，雅致实用。香佩疗法，是采用具有挥发性的芳香中药，来防治疾病的一种外治方法。由于香囊的药材以走窜特性为主，所以不适合长期佩戴，请在医生指导下确定疗程。

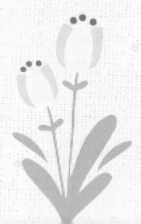

什么是香佩疗法

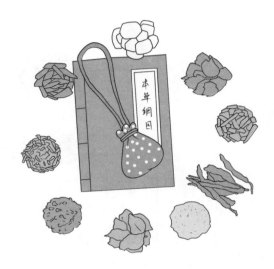

香佩疗法，就是使用具有强烈挥发性的芳香中药，合理配伍，香味通过肌肤、经络等途径"渗入"人体，以预防、治疗疾病的一种外治方法。

在中国古代，生活用香由来已久，从春秋诸子至明清儒士，香囊均不曾离开过，《离骚》中载"纫秋兰以为佩"；用"香"治病，稀松平常。在汉唐时期，就有名医把香囊悬挂在居室内或者佩戴在身上，用来预防疫病。《本草纲目》中亦有"闻香治病"的记载。

2020年，庚子年初，我们经历了"新型冠状病毒"的肆虐。中药香薰疗法在现代的疫情防治中也发挥了较大的作用。尤其在岭南地区，在抗击SARS、甲流等疫情期间，艾草、苍术熏蒸空气消毒法被广泛运用。如北京大学深圳医院在2003年运用苍术烟熏结合化学、物理等多种空气消毒法对医院进行日常消毒，实现院内SARS零感染。在这次疫情较为严重的湖北黄冈，同样采取了香薰疗法进行防疫，黄冈市中医院在新冠肺炎期间使用艾条烟熏进行空气消毒，取得了很好的防疫效果。

由此可见，香佩疗法在防治疫病方面确实有其独特的作用。

戴个香草袋，不怕五虫害——香囊应用与制作

"戴个香草袋，不怕五虫害"，利用鼻腔给药作用机理和香囊剂的传统用法，在气候多变的季节或感冒流行的时候，坚持佩挂香袋，有芳香避秽、祛邪解毒、醒脑开窍等功效，可以提高防病效果，增强易感人群的体质。

《中医儿科常见病诊疗指南》中将香囊作为一种重要的辅助治疗手段。中医强调辨证论治，而辨别体质是其中重要的一个方面。根据小儿体质进行调养以防治疾病，是近年来备受学者重视且行之有效的方法。每个小儿的先天禀赋、后天环境、饮食、劳逸、情志、个人嗜好等因素不尽相同，逐渐形成了不同的体质类型，那香囊怎样帮助孩子调理体质呢？

脾虚湿热、脾虚湿滞、脾胃积滞、脾气虚弱体质的小儿，常常会影响肺系。如果脾肺不足，卫气虚弱，腠理空虚，表虚导致出汗过多，风邪就会乘虚而入，形成外感诸证。中医认为，肺脏其中的一个功能，叫作"肺朝百脉……开窍于鼻"，佩戴中药香囊，其芳香的药气具有通经走络、开窍的功效，通过鼻腔呼吸入肺，以达到防治目的。

脾气虚弱香囊常用中药

艾叶：其气芳烈，能通十二经，温中逐冷，行血中之气，气中之滞，以宣散药力，在我国盛产优质艾叶的湖北蕲州等地，至今还流行着"家有三年艾，郎中不用来"。

苍术：辛苦性温，芳香燥烈，辛苦则开散，芳香化湿，外可解风湿之邪，内能化湿浊之郁。

藿香：辛苦气香，辛散而不强烈，微温而不燥热，善化岚瘴雾露阴湿之邪。其气味芳香，因其有宣散之性，以利透邪外出，辟秽化浊。

木香：味辛苦、性温，《神农本草经》明确指出木香能"避毒疫"。

白芷：性温，味辛。解表散寒，祛风止痛，通鼻窍，燥湿止带，消肿排脓。

小茴香：辛，温。散寒止痛，理气和胃。

功用出处《中国药典》。

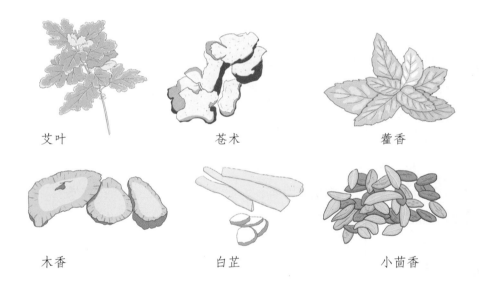

艾叶　　　　　　　　苍术　　　　　　　　藿香

木香　　　　　　　　白芷　　　　　　　　小茴香

海舒医生说

香囊的药物配比与佩戴时间，要谨遵医嘱，因人而异。

小儿带香囊，
防常见疾病

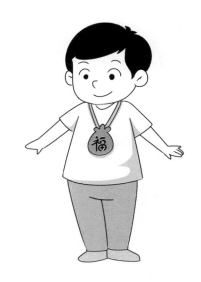

反复呼吸道感染

组成：生黄芪、桑叶、炒麦芽各30克，炒苍术、苏叶各15克，防风、蝉蜕、白芍各20克，辛夷、白芷、砂仁、佩兰各10克，桂枝8克。

制法：上药低温烘干，粉碎，过60目筛，与少许冰片混匀。每次取药散10克，缝于10厘米×7厘米棉布袋中即为一个香囊。

佩戴方法：夜晚置香囊于枕边睡眠，每20天待香囊中药气变淡后更换，连续使用1~2个月为1疗程。

丘疹性荨麻疹

组成：香薷、生龙骨、煅牡蛎、白芷、苍术、香附、艾叶、川芎、冰片各10克，丁香20克。

制法：除冰片外的药物共研细末，过80目筛，再加入冰片混合均匀，取20克装1个香囊。

佩戴方法：于每年4~10月制备香囊2个，一个挂颈项或放入衣袋内，另一个放于床两侧、床单或枕下，每月换香囊1次。

消化不良

组成：党参、白术、茯苓、陈皮各20克，藿香、佩兰、生山楂、醋鸡内金、生甘草各10克。

制法：共研细末，过80目筛，10~20克装1个香囊。

佩戴方法：一般挂在床头，每月换香囊1次，使用1~3个月为宜。

脾虚腹泻

组成：藿香、苍术、砂仁、艾叶、肉豆蔻各10克，小茴香20克。

制法：共研细末，过80目筛，10~20克装1个香囊。

佩戴方法：一般佩戴在身后，每月换香囊1次，使用1~3个月为宜。

海舒医生说

香囊会做，也要会佩戴：香囊使用时拆开外密封袋，白天佩戴于离鼻部15厘米范围的衣服上，晚上休息时置放于床头。不足1岁的小儿，可以悬挂于后背；2~3岁的小儿，悬挂于室内，避免误食。当香囊气味变淡时更换香囊，佩戴香囊的时间和疗程，最好遵照医嘱。

索引：中医关键词

小儿为"纯阳之体"的三层意思

我国第一部中医儿科专著《颅囟经》提出："凡小儿3岁以下，呼为纯阳，元气未散。"小儿为"纯阳之体"说由此产生。

第一层意思：小儿发育没有完全，稚气未脱，但是生长旺盛。家长应明白小儿的体质，顺势而为，顺应小儿的生长规律进行养育护理，而不是揠苗助长。

第二层意思：小儿体质纯阳，容易出现实证；最常见的表现就是是食积，食积而咳，食积而热，食积而弱……打理好小儿的脾胃，消除食积。

第三层意思：小儿无论健康还是生病，主要表现的是一种活泼、实热的性质，所以，一般情况下，小儿不需要补品，比如阿胶、燕窝、人参等，如果过早进食，往往会引起发育过早而出现早熟等问题。

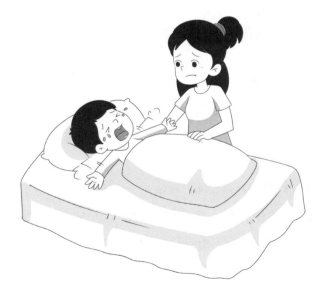

很多小儿疾病都是由食积引起的

小儿不生病的秘密：正气与邪气的较量

正气

正气是支撑我们拥有精神和身体健康的能力，能力大，正气充足；能力弱，正气不足，就会有其他物质来填充

对比

邪气

如果人体正气不足，"主动"过来补充的物质往往会带来不健康的状态，导致脏腑功能异常。需要通过治疗达到祛邪外出的作用

气，其实是一种能力

气，可以理解为支持我们精神意识、身体行为的能力，是一种动态的平衡，先天禀赋、后天喂养、自身成长等多种因素对能力皆有影响。所以，能力有大小强弱，气也就分强弱多少。

先天之本 + 后天之本 = 好体质

先天之本

受胎时的胎元，可以理解为中医的肾及其功能，肾的功能是决定人体先天禀赋强弱、生长发育迟速、脏腑功能盛衰的根本。

后天之本

可以理解为中医的脾胃及其功能。脾运化水谷精微的功能旺盛，则机体的消化吸收功能才能健全，才能化生精、气、血、津液，为机体的各组织器官提供充分的营养。如果功能失调，则会造成严重的健康问题。

中医学里的"五观"

变蒸观

古代部分医家认为，变蒸是体现小儿成长的一种现象。小儿成长发育是一个渐变的过程，其五脏六腑、四肢百骸、五官九窍的发育、成熟，通过变蒸来实现。什么表现呢？小儿在生长的过程中，会出现很短一段时间的身体微微发热，微微烦躁，但是食欲尚可，精神状态尚可，没有其他不适，经过休息可以缓解，一般不做疾病处理。如果持续时间较长，体温上升，家长无法判断，请及时就医。

荣枯观

一花一草，一叶一树，繁荣与枯萎，除了受到外界影响，主要与自身相关。好比小儿的身体，家有小芽初长成，我们给的五谷蔬果，源源不断地浇灌小芽，浇灌多少，小芽可以利用多少。小儿的成长、健康、生病，好像植物的荣枯，与自身身体的气血盛衰相关。

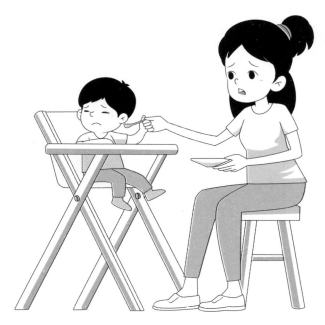

后天父母的科学喂养对养护孩子脾胃至关重要

同样受到阳谷雨露的滋润，有的小芽枝繁叶茂，有的小芽焦枯萎黄，为什么呢？因为小儿的机体功能，除了先天禀赋，主要是靠后天父母的喂养，喂养方式、喂养食物、喂养环境等都会对小儿的脾胃功能产生影响，所以中医都重视养护脾胃，无论是日常养护还是治疗疾病。

虚实观

中医概念下的虚实，讲的是相反的两种疾病状态。

虚	实
各种虚证的表现极不一致，很难全面概括，常见的有：面色淡白或萎黄，精神萎靡、身疲乏力，心悸气短，形寒肢冷，自汗，大便不能自控，小便失禁，舌淡胖嫩，或为五心烦热，消瘦颧红，口咽干燥，盗汗潮热，舌红少苔	常表现为：发热，腹胀痛拒按，胸闷，烦躁，甚至神志不清，呼吸气粗，痰多，大便秘结，或下利，里急后重，小便不利，淋漓涩痛，脉实有力，舌质苍老，舌苔厚腻

"太仓"观

胃也被称为"太仓""水谷之海"。古代的太仓，是粮仓的意思，是储存粮食的空间。小儿吃进去的食物，要在胃内停留，经过胃的初步消化，形成食糜，然后在脾的作用下生成营养物质，化生血液，所以血之源在脾胃。家长在喂养时就要特别注意食物属性的均衡搭配，以帮助身体化生气血，从而改善小儿体质，少生病或者不生病。

"通降"观

胃主通降，以降为和。小儿入口的食物，经过胃的受纳腐熟后，必须下行而入小肠，以便进一步消化吸收。此外，胃的通降作用，还包括小肠将食物残渣下输于大肠，以及大肠传化糟粕的功能在内。我们在喂养小儿时，输送的食物过多，消化不了，就会导致胃失和降，久而久之，小儿就会形成食积。如果食积长期存在，就有可能改变小儿原来的正常体质。所以，小儿的脾胃好不好，主要依靠家长的用心、合理喂养。适合小儿的才是最好的。